中山大学艺术学院美育通识系列教材

# 艺术与医学

## 音乐雅愈

原嫄 龙浩 库逸轩 林蔚东 主编

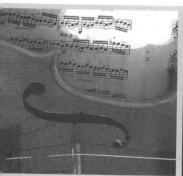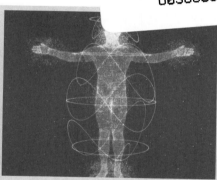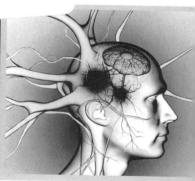

中山大学出版社
SUN YAT-SEN UNIVERSITY PRESS
·广州·

**图书在版编目（CIP）数据**

艺术与医学：音乐雅愈／原嫄等主编．-- 广州：
中山大学出版社，2024.12. --（中山大学艺术学院美
育通识系列教材）．-- ISBN 978-7-306-08394-4

Ⅰ. R454.3

中国国家版本馆 CIP 数据核字第 2025HF8255 号

YISHU YU YIXUE：YINYUE YAYU

出　版　人：王天琪
策划编辑：张　蕊
责任编辑：张　蕊
封面设计：周美玲
责任校对：刘奕宏
责任技编：靳晓虹
出版发行：中山大学出版社
电　　话：编辑部 020 - 84111997，84113349，84110776，84110779
　　　　　发行部 020 - 84111998，84111981，84111160
地　　址：广州市新港西路 135 号
邮　　编：510275　　传　　真：020 - 84036565
网　　址：http：//www.zsup.com.cn　E-mail：zdcbs@ mail. sysu. edu. cn
印　刷　者：广州市友盛彩印有限公司
规　　格：787mm×1092mm　1/16　8.75 印张　180 千字
版次印次：2024 年 12 月第 1 版　2024 年 12 月第 1 次印刷
定　　价：50.00 元

# 中山大学艺术学院美育通识系列教材编委会

# 本书编委会

主　编：原　嫄　　龙　浩　　库逸轩　　林蔚东

编　委：黄东锋　　关念红　　王　婧　　翟文煜

　　　　彭　奥　　李　治　　范　青　　张　鼎

　　　　冯　赫　　柴　琳　　雷兆雨　　王晨铭

　　　　高嘉雯　　丁雨青　　林　强　　李华钰

　　　　王紫铭　　余　瑾　　郑墨怡

# 目　录

# 第一章　音乐治疗的历史发展

作为一门兴起于 20 世纪的学科，音乐治疗的历史比大多数人的想象要更加悠久，甚至可以追溯到音乐的起源时期。无论在东方还是西方，把音乐与医学治疗相结合的例子比比皆是。从某种程度上说，音乐治疗是与"音乐"这棵大树一体共生的藤蔓，是一门有着丰富理论支撑，并且由来已久的古老技艺。它之所以在 20 世纪之前没有形成一门系统的学科，一是因为缺乏高端的科学技术，如脑电（electroencephalography，EEG）、功能性核磁共振（functional magnetic resonance imaging，fMRI）和正电子发射断层扫描（position emission tomography，PET）等技术的支持，二是因为缺乏将不同地区有关音乐治疗的研究整合起来的具备系统性、权威性和可操作性的理论与实践基础。本章我们从东方和西方两个角度，介绍音乐治疗在音乐史发展中所扮演的角色。

## 第一节　古代西方的音乐治疗历史发展

在现代人眼中，音乐主要是一种用于娱乐和享受的艺术形式。但在古希腊，音乐并未被看作是一种娱乐形式，反而被视为一种教育手段和锻炼灵魂的方式。

在希腊神话中，音乐有着神圣的起源。音乐的发明者和实践者是神话中的神与半神——太阳神阿波罗（Apollo）、酒神狄奥尼索斯（Dionysus）、安菲翁（Amphion）和俄耳甫斯（Orpheus）。他们的音乐具有魔力，能治愈人的疾病，抚慰人们的精神和灵魂，甚至创造奇迹。尤其是太阳神阿波罗，他本身就是代表着光明、预言、音乐和医药的神。在这种思想的影响下，古希腊的哲学家和思想家们，自然而然地将音乐与医学疗愈，以及人的灵魂结合在一起。

以毕达哥拉斯（Pythagoras）为首的古希腊的哲学家们相信，音乐可以影响人的"道德观（ethos）"，意为音乐是世界规律和本原的一部分，能引导人的道德行为和举止。毕达哥拉斯认为，数学定理与乐理规律一样，操控着宇宙中可见与不可见的世界规律，甚至人类的灵魂也是由"和谐（in harmony）"的数学关系产生。而音乐，则可以穿透灵魂，恢复人本身在被创造时与这个世界同根同源的"和谐（harmonia）"。

在古希腊的教育系统中，音乐作为思想家和哲学家们认为与灵魂相关的事物，占据了公民教育中非常重要的部分。里拉琴是每一个希腊公民接受教育时都必须掌握的乐器。在参加吟诗会等活动时，公民需要一边弹奏里拉琴，一边吟诵诗歌。通过这种方式，希腊城邦完成了对公民精神文明方面的教化。

在对城邦公民进行音乐教育的同时，古希腊的哲学家们也发现，通过音乐创作中的不同调式，音乐能够激发出人们心底的不同情绪。亚里士多德在此基础上进一步深化了对音乐概念的理解，并且提出了音乐的另一个特性，也是我们更加熟悉的特性——享受。

人们研习音乐，目的大都在于娱乐。但是在从前，音乐之所以被列为教育的一门是基于比较高尚的意义。我们曾经屡次申述，人类天赋具有求取酬劳服务的同时又愿获得安闲的优良本性；这里，我们再一次确认我们全部生活的目的应是操持闲暇。勤劳和闲暇的确都是必需的，但这也是确实的，闲暇比勤劳更高尚，而人生之所以不惜繁忙，其目的正是在获致闲暇。那么，试问，在闲暇的时刻，我们将何所作为？总不宜以游嬉消遣我们的闲暇。如果这样，"游嬉"则将成为人生的目的（宗旨）。这是不可能的。游嬉，在人生中的作用实际上都同勤劳相关联。人们从事工作，在紧张而又辛苦以后，就需要（弛懈）憩息，游嬉恰正使勤劳的人们获得了憩息。所以，在我们的城邦中，游嬉和娱乐应规定在适当的季节和时间举行，作为药剂用以消除大家的疲劳。游嬉使紧张的（生命）深信得到弛懈之感，由此引起轻舒愉悦的情绪，这就导致了憩息。闲暇自有其内在的愉悦与快乐和人生的幸福境界，这些内在的快乐只有闲暇的人才能体会；如果一生勤劳，他就永远不能领会这样的快乐。人当繁忙时，老在追逐某些尚未完成的事业，但幸福实为人生的止境（终极）；惟有安闲的快乐"出于自得，不靠外求"，才是完全没有痛苦的快乐……

于是，显然这里须有某些课目专以教授和学习操持闲暇的理性活动。凡是有关闲暇的课目都出于自主"而切合人生的目的"，这在实际上适合教学的宗旨，至于那些使人从事勤劳（业务）的使用课目固然实属必需，而被外物所役，只可视为遂生达命的手段。所以，我们的祖先把音乐作为教育的一门，其用意并不是说音乐为生活所必需——音乐绝不是一种必需品。他们也不以此拟于其他可供实用的课目……音乐的价值就只在操持闲暇的理性活动。[①]

同时，亚里士多德也指出，这种闲暇中的享受，能够带给人精神上的放松和愉悦："人们把睡眠、醇饮和音乐——舞蹈（此处指观舞）也尽可一并列入——看作都是可凭以消释劳累、解脱烦虑的事情。另一可能的看法认为，有如体育训练可以培养我们的身体那样，音乐可以陶冶我们的性情，俾对于人生

---

① 亚里士多德：《政治学》，商务印书馆 2023 年版，第 414 – 415 页。

的欢愉能够有正确的感应，因此，把音乐当作某种培养善德的功课（柏拉图的理解）。还有第三种可能的看法，是音乐有益于心灵的操休并足以助长理智。"①

于是，在毕达哥拉斯、柏拉图和亚里士多德之后，音乐被总结出了 4 个基本的特点——改变或模拟情绪、提供享受、唤起对美德的追求、提升智力。

从此，音乐对人的精神和身体上的疗愈效果从西方开始逐渐被人们所接受。古希腊人通过观察得出的结论，也随着时间的推移通过了思想家和科学家在哲学和科学的层面上的证实。进入 18 世纪后，人们对神经系统的初步了解引发了另一个有关音乐与疗愈的讨论高峰。1714 年，德国医师米凯尔·恩内斯特·恩特穆勒（Michael Ernst Ettmüller，1673—1732）的著作《音乐对人的影响的争论》（*Disputatio effectus musicae in hominem*）以及 1745 年德国医师与化学家恩内斯特·安东·尼古莱（Ernst Anton Nicolai，1722—1802）的著作《论音乐与医药的关系》（*Die Verbindung der Musik mit der Arzneygelahrheit*）都在医学界和音乐界掀起了不小的讨论。这也为"音乐治疗（Music Therapy）"这个专有名词在1789 年第一次被正式提出打下了基础。

## 第二节　古代东方的音乐治疗历史发展

中国是音乐治疗的发源地之一。从距今七八千年的新石器时代出土的文物中，我们在一些壁画、彩陶和黑陶上发现了音乐、舞蹈的图案。根据《吕氏春秋·古乐篇》记载："昔陶唐之时……民气郁阏而滞着，筋骨瑟缩不达，故作舞以宣导之。"原始歌舞实际就是一种音乐疗法，对纾解郁气、畅达筋脉、调理心身确有好处，而且容易普及、施行。

随着中华古代文明的全面发展，中国音乐保健治疗意识和方法也得到完善和发展，其中，以《乐记》音乐理论和《黄帝内经》的五音学说为集中代表，形成早期的中医音乐疗法的思想体系。

《乐记》是我国最早的一部比较完整的音乐理论著作，相传其作者为战国时期孔子的再传弟子公孙尼子。该著作讨论了乐的起源与本质，乐对人们心理、性格、意志的影响，以及乐教任务等主题，具有政治教育与教化功能。《乐记》是一部总结先秦时期儒家音乐美学思想的鸿篇巨制，对两千多年来中国古典音乐发展有着深刻的影响。

《乐记》继承与发展了孔子以来儒家关于音乐的特征、乐教的功用以及内容与形式、美与善、礼和乐等关系的思想，在阐述"心物感应"的乐的本质方面，在论及音乐对人的情感、性格、意志等心理活动的影响方面，在突出音乐

---

① 亚里士多德：《政治学》，商务印书馆 2023 年版，第 420 – 421 页。

的政治教育与教化功能方面，在强调音乐对"修身、齐家、治国、平天下"的社会作用方面，在注重礼乐并重方面，都有了新的突破。阐述的基本思想比之前的儒家著作更明确、更丰富、更具体、更深入、更系统，是中国古代最重要、最系统的音乐教育思想论著。①

在西方，古希腊的德谟克利特有乐论专著《论音乐》，惜已失传，其思想面貌不得而知，无法与《乐记》比较。柏拉图和亚里士多德虽然都有论乐思想，但并没有创作过一本专门为音乐所著的作品，所以远没有《乐记》内容丰富与完善。古罗马裴罗德谟的《论音乐》虽是一部乐论专著，但其主旨在于批判与否定古希腊音乐美育论，而未正面树立自己的音乐思想体系。因此，我们可以说，《乐记》不仅在中国，在世界古代音乐思想史及音乐教育思想史上也占有极其重要的地位。②

同时，《乐记》系统地整理了中国的音乐理论体系，确定了五声调式音阶（宫、商、角、徵、羽）的理论体系——"乐者乐也，琴瑟乐心；感物后动，审乐修德；乐以治心，血气以平"。从这些体系可以看出中国古代音乐家对于音乐与心身调理之间关系的思考。而五声调式音阶的确立，也为《黄帝内经》提出"五音"的医学理论打下了基础。

作为中国最早的医学典籍、传统医学四大经典著作之一的《黄帝内经》，它创造性地将五音调式系统地引入医学领域，发现其不但与人体内脏、情志、人格具有密切联系，而且可以用来表征天地时空的变化。

在《灵枢·五音五味篇》中，五声调式也和五行、五脏相对应，即角调式乐曲对应肝木，徵调式乐曲对应心火，宫调式乐曲对应脾土，商调式乐曲对应肺金，羽调式乐曲对应肾水。王冰在对《素问·阴阳应象大论》的注解中写道："角谓木音，调而直也。徵谓火音，和而美也。宫谓土音，大而和也。商谓金音，轻而劲也。羽谓水音，沉而深也。"角调式乐曲具有"木"之特性，其旋律朝气蓬勃、兴发舒展，在五脏入肝；徵调式乐曲具有"火"之特性，其旋律明快愉悦、活力四射，在五脏入心；宫调式乐曲具有"土"之特性，其旋律清静幽雅、淳厚庄重，在五脏入脾；商调式乐曲具有"金"之特性，其旋律铿锵宏伟、高亢有力，在五脏入肺；羽调式乐曲具有"水"之特性，其旋律苍凉哀伤、深远透彻，在五脏入肾。正是由于五音的直曲轻沉和等音学特性与五行之曲直、润下等相通，由此形成五音与五行的"同气相求"，体现了五音调式的乐曲与五行、五脏的共性，这也正是五音、五行与五脏相应，即"五脏相音"的理论基础。这同样也是现代一些音乐疗法常用的指导理论。③

---

① 人民音乐出版社编辑部：《〈乐记〉论辩》，人民出版社 1983 年版，第 35 页。
② 蔡仲德：《中国音乐美学史》，人民出版社 2003 年版，第 42 页。
③ 李经纬：《中医大辞典》，人民卫生出版社 2005 年版，第 177 – 178 页。

而在《素问·阴阳应象大论》和《素问·金匮真言论》中，将五音（宫、商、角、徵、羽）与人的五脏（脾、肺、肝、心、肾）和五志（思、忧、怒、喜、恐）等生理、心理内容用五行学说有机地联系在一起，详细地提出："肝属木，在音为角，在志为怒；心属火，在音为徵，在志为喜；脾属土，在音为宫，在志为思；肺属金，在音为商，在志为忧；肾属水，在音为羽，在志为恐。"《灵枢·阴阳二十五人篇》中，根据五音多与少、偏与正等属性来深入辨析身心特点，是中医阴阳人格体质学说的源头，由此可见其辨证配乐的思想。

中医五运六气学说提出：五音健运，太少相生。五运的十天干既各具阴阳，则阳干为太，阴干为少。例如，甲己土宫音，阳土甲为太宫，阴土己为少宫，太为有余，少为不足。又如，甲为阳土，阳土必生阴金乙，即太宫生少商；阴金必生阳水丙，即少商生太羽；阳水必生阴木丁，即太羽生少角；阴木必生阳火戊，即少角生太徵；阳火必生阴土己，即太徵生少宫。如此太少反复相生，则阴生于阳，阳生于阴，不断地变化发展。应用五音来表征大自然时空变化的规律，成为"天人合一"学说的重要基石。

以上《黄帝内经》中所提到的五音疗法，直至今日仍保有鲜活的生命力，不仅仅对疾病起到治疗作用，还对人体潜在的状态起到预警、诊断作用。在倾听乐曲时，对乐曲的不同反应，也正体现了相应脏腑的气血盛衰状况。自汉朝起，以音乐疗愈身体和心灵的例子在中国的各个朝代都有所体现，明朝著名医学家张景岳与清朝著名医学家徐灵胎都曾对《黄帝内经》中所提到的五音疗法有所研究。而待到西医传入中国，五音疗法又与西方音乐疗法结合起来，形成了新的研究方向与学科。

# 第三节 音乐治疗在近现代历史中的发展

## 一、早期发展

尽管我们早就知道音乐的力量，但音乐治疗师作为一种在现代医学中被承认的职业历史还很短。现代音乐治疗史始于 18 世纪。1789 年，一位不知名的作者发表了一篇题为《音乐心理思考》的文章，这可能是第一篇关于音乐治疗的文章。

1891 年，圣·塞西莉亚行会（the Guild of St. Cecilia）在伦敦医院为大量患者演奏音乐。英国牧师、音乐家、诗人弗雷德里克·哈福德（Frederick Harford）报道了该协会的合唱团（由三名歌手、两名小提琴演奏者和一名竖琴演奏者组成）如何前往迪伦特医院为患者演奏。

后来，哈福德参与到招募音乐家的进程中，并通过几家期刊发表他的发现。由于当时社会环境和科技水平的落后，这些发现也招致批评和非议。不幸的是，由于演出成本增加和哈福德自身健康状况恶化等，公会不得不停止这项服务。

在两次世界大战期间，英国的国家娱乐服务协会（Entertainments National Services Association）开始为英国现役军人和在战场上受伤的伤兵演奏音乐。这项工作对提高部队士气产生了至关重要的作用。于是，在第一次世界大战和第二次世界大战期间，音乐治疗师成了一种正式职业。音乐家和早期音乐治疗师的工作对前线部队和退伍军人保持心理健康非常有帮助。

## 二、美国音乐治疗的发展与"音乐治疗之父"

现代的音乐治疗起源于美国，并发展至世界各地。音乐治疗在美国的发展最早可以追溯到 1877 年。由于留声机的发明，美国医生可在手术室使用舒缓的音乐来缓解患者焦虑和紧张的情绪。

伊娃·奥古斯塔·维塞利乌斯作为美国全国音乐治疗学会（National Society of Musical Therapeutics in the USA）的创始人，出版了最早的一批关于音乐治疗的书籍。1919 年，英国音乐家玛格丽特·安德森开始在哥伦比亚大学教授音乐治疗课程。1926 年，伊萨·莫德·伊尔森成立了全国医院音乐协会（American Music in Hospitals Association，AMTA）。1950 年，美国音乐治疗协会（National Association of Music Therapy）成立。

20 世纪四五十年代，对音乐基本只停留在美学和文化方面的研究，医生和音乐家似乎普遍缺乏对音乐治疗作用的理解。直到美国开创音乐治疗的先河，成立了全国医院音乐协会和美国音乐治疗协会，音乐治疗在美国开始发展。

20 世纪 40 年代，音乐治疗作为一种有组织的临床专业，在其发展过程中，有三位创新者和关键人物：精神病医生和音乐治疗师艾拉·阿特疏勒（Ira Altshuler），他在密歇根州进行了长达三十年的推广音乐治疗工作。威廉·凡·德·沃尔（Willem van de Wall）率先在国家资助的医疗机构中使用音乐治疗。他编写了第一本讲述音乐治疗、音乐在医疗机构中如何发展和应用的著作《音乐作为规范的手段》（*Music as a Mean to Discipline*，1936）。第三位则是被称为"音乐治疗之父"的塞耶·加斯顿（Thayer Gaston）。他从组织和教育角度彻底推动了这一职业的发展。[1]

"音乐治疗之父"塞耶·加斯顿最初进入大学学习音乐专业，一年后转入医学预科。1940 年，39 岁的加斯顿获得了教育心理学博士学位。加斯顿在社会上活跃起来之前，已经有人在医院里使用音乐治疗，不过都没有形成系统和科

---

① 参见美国音乐治疗协会官网 https://www.musictherapy.org.

学的方式。这也是音乐治疗没有在医学领域被合理和科学应用的主要原因——缺乏系统的、科学的研究体系。20世纪40年代，加斯顿开始深耕于音乐治疗领域。

经过长时间的实践，加斯顿认为：音乐治疗师的目标是通过音乐体验改变患者的行为模式。因此，音乐治疗师在治疗中对于患者的重要性开始展现。1958年，加斯顿将其思想总结如下：

（1）音乐是一种非语言交流的手段，无论是听众还是演奏者都能从中获得力量。

（2）音乐是最具适应性的艺术，即使个人、团体在不同地点使用，疗效方面都不会有太大的区别（乐手的水平除外）。

（3）通过参与演奏或聆听音乐，可以缓解演奏者和听众的孤独感。

（4）音乐能传达出一种积极向上的情绪并感染他人。

（5）音乐可以缓解或消除人们的恐惧情绪。

（6）在大多数情况下，音乐是一种不具威胁性的、可靠的艺术形式。

（7）共享的音乐体验可以是结构化现实的一种形式，治疗师和患者可以在此基础上建立某种相互信任的关系。

（8）音乐体验具有私密性和亲密性，听众和演奏者从每次的音乐体验中可获得不一样的自我体验。

（9）音乐可以为听众带来成就感和满足感。

加斯顿还认识到文化融合对音乐功能和美学的重要性。因此，他主张将流行音乐纳入普通音乐教育。即使在今天，在音乐教育全球衰落的大环境下，加斯顿的理论也能引起大多数音乐教育领域学者或是音乐治疗专家的共鸣。

加斯顿不仅从心理学角度看待音乐，还从神经生物学和社会学角度看待音乐。加斯顿分享其对于音乐积极和温柔的情感体验，希望并认为音乐教育和音乐治疗会让人们变得更好。

加斯顿曾在堪萨斯大学担任音乐教育教授和音乐治疗学科主任。1986年，他在美国开设了第一门音乐治疗研究生学位课程。直到去世前，他都在孜孜不倦地培养着符合社会需要的音乐治疗师，不断为音乐治疗这门学科带来新的理论。

## 三、当代音乐治疗

美国已经形成一个完整的音乐治疗教育体系：拥有音乐治疗专业的大学可以授予音乐治疗的学士、硕士和博士学位。许多经由美国音乐治疗协会批准的课程也可以为完成相关领域学位的学生颁发音乐治疗方向的同等学力和学位证书。也有一些执业音乐治疗师拥有音乐治疗以外领域的学位，但通常也都与音乐治疗相关。

在西方的音乐治疗教育体系中，音乐治疗学位要求精通吉他、钢琴、声乐、乐理、音乐史、阅读音乐、即兴创作等专业技能，以及根据特定大学课程的重点，掌握评估、记录和咨询等医疗技能；同时，需要 1200 小时的临床经验。

成功完成教育要求（包括实习）后，成为音乐治疗师的最后一步是申请、参加并通过音乐治疗委员会认证考试（Music Therapist-Board Certified，MT-BC）。获得申请参加音乐治疗委员会认证考试的资格，必须先获得美国音乐治疗协会认证课程的音乐治疗学位（或获得学士学位并完成认证课程的所有音乐治疗课程要求），包括成功完成音乐治疗实习，同时，每五年需要完成 100 个继续教育学时。认证考试由音乐治疗师认证委员会举办并负责管理。

在我国，音乐治疗专业也在各大音乐院校中出现。音乐治疗已成为一门成熟、完整的边缘学科，已经确立的临床治疗方法多达上百种，并形成了众多的理论流派。其中，中山大学艺术学院于 2021 年 6 月至 2022 年 6 月与某权威心理学专家团队合作进行音乐治疗中心的建设和数据库的采集工作，重点研究对象为抑郁症患者，研究不同的音乐元素和音乐作品对被试者的心理和情绪的影响，并建立音乐素材数据库。中山大学艺术学院已获批将"音乐心理治疗"作为高校本科生、硕士生的课程，于 2022 年出版"音乐心理治疗"课程相关教材；已申请设立"音乐心理研究中心"；2021 年 12 月与某医院脑病中心合作，编写并出版音乐治疗工具书《音乐术语多语词典》；2021 年 3 月与某医院的领导、科室主任等医学领域的权威专家开展音乐治疗学术交流会；2021 年 4 月与某医院数十位权威专家开展音乐治疗学术交流会，加强合作，明确了项目的研究方向和研究方法；2022 年 3 月在某医院进行临床现场音乐治疗，以及在医院就诊厅举办现场音乐会两场；2022 年 4 月举办某高校校级项目工会精品活动"音乐治疗特色项目"两场，所用曲目是根据前期研究创作的带有疗愈性的音乐作品，展示形式包括现场器乐演奏、曲目演唱、音乐鉴赏、歌曲聆听等。

（彭奥）

# 第二章　音乐治疗中乐器的使用

在音乐治疗中，乐器是非常重要的沟通媒介和治疗工具，其意义主要体现在以下五个方面。①

（1）乐器是音乐治疗师与患者建立信任、进行沟通的有效媒介。

（2）乐器的功能与特性使其成为作用于多感官的有益刺激物，如视觉、听觉、触觉上的感受。

（3）演奏乐器能帮助患者缓解压力、减轻焦虑，从而达到调节情绪的功效。

（4）乐器是非语言沟通的媒介，失语症患者可以通过乐器与他人进行沟通和自我表达。

（5）演奏乐器可以帮助患者提高肢体协调能力和运动能力，如术后康复病人（脑损伤、脑卒中等）可以通过操作乐器提高恢复自健的效果。

音乐治疗中使用的乐器分为五大类，即旋律乐器、和声伴奏乐器、打击乐器、音效类乐器、身体乐器。

旋律乐器主要有小提琴、中提琴、大提琴、竖笛、长笛、口琴、口风琴等；和声伴奏乐器有钢琴、吉他、尤克里里、手风琴等；打击乐器有康加鼓、非洲鼓、手鼓、铃鼓、空鼓、三角铁、木琴、木鱼、钢片琴、沙锤等；音效类乐器有鸟笛、海洋鼓、雨声筒等；身体乐器有拍手、跺脚、弹指、吹口哨等。

在以上这些乐器中，钢琴、吉他和打击乐器的使用最为广泛。钢琴和吉他既可以作为独奏乐器，又可以为歌唱伴奏。

---

① 王芳菲：《儿童音乐治疗中乐器的使用方法及其效果》，载《中国音乐治疗学会第十三届学术交流大会论文集》，2017 年，第 45－52 页。

# 第一节　旋律乐器

## ——以吉他在音乐治疗中的使用为例

　　与其他乐器相比，吉他在可购性、便携性、多功能性、流传度、音量区间、体积大小上更具优势。很多音乐治疗师的治疗场所没有办法使用钢琴，或者在患者病房不具备使用钢琴的条件下，吉他由于其便携性，成了最方便使用的伴奏乐器。吉他的尺寸不会成为治疗师和患者之间的障碍。治疗师在演奏吉他时，加上背带可以使治疗更加便利，尤其在空间狭小的病房。治疗师可以选择站在患者或来访者的身旁演奏，也可以边弹奏边移动，从而增加双方的互动，以提升治疗效果。因此，音乐治疗师普遍认为吉他是临床应用中最重要的乐器之一。

　　在音乐临床治疗中，由于携带便利且易于现场弹唱等特征，吉他是治疗师最常使用的乐器之一。在高校的音乐治疗课程中，通常会有一到两个学期的吉他课。

　　美国音乐治疗协会在职业水平方面要求音乐治疗师具备和掌握以下能力和素养：吉他定音、使用吉他独奏或伴奏、在基础和弦连接中使用不同的伴奏织体、歌唱时使用吉他弹奏出令人愉悦的音响、掌握民歌和流行歌的曲目库等。除此之外，还要求音乐治疗师在视奏简单作品、给旋律配和声或移调、对原有旋律进行延展和即兴演奏等方面达到一定的水准。这些要求需要通过声乐、钢琴、吉他和打击乐器来展示。有来自音乐治疗教育专家、实习督导的观点认为，在吉他上展示这些能力要比在钢琴、打击乐器上更为重要。

　　吉他可以演奏出不同风格的音乐，这使音乐治疗师可以根据来访者的文化背景来演奏他们喜欢的音乐风格。治疗师在临床中使用了乡村音乐、摇滚乐、西班牙民间音乐、布鲁斯、雷鬼、华尔兹、重金属等不同的音乐类型。[①] 无论任何年龄段或文化背景的来访者，音乐治疗师都可以使用吉他演奏出他们喜欢的音乐风格，从而更好地与来访者建立治疗关系。

　　吉他的类型有很多种，在治疗时选择不同类型的吉他会对治疗效果产生不同的影响。Michael 和 Pinson 等音乐资深治疗师建议在治疗中使用尼龙弦吉他，因为钢弦吉他对初学者来说比较难按；[②] 而南卫理公会大学音乐治疗教授 Krout

---

　　① SOSHENSKY R. Developing a guitar based approach in Nordoff-Robbins music therapy. *Music Therapy Perspectives*，2005，23（2）：111–117.

　　② KELLER J R. Perceptions of guitar use and training in music therapy：a survey of clinicians（Master's Thesis）. Western Michigan University，2015：604.

认为民谣吉他的指板较窄，这对部分人来说更为容易。① 按照音乐治疗临床的一般准则，我们建议使用尼龙琴弦。尼龙琴弦不会使弹奏者感觉按弦疼痛或者弄伤手指；另外，尼龙弦吉他的音箱要比钢弦吉他小，这样更方便操作和使用。

儿童音乐治疗领域专家 Schwartz 建议在儿童音乐治疗中使用小号的儿童吉他，因为儿童的手掌小、手指短，使用大的吉他较为吃力。② 指板的厚度也会影响手指按弦的难易程度，一般来说，手小的人使用指板厚度较薄的吉他会简单一些。有些来访者习惯用左手拨弦，可以将吉他的高低音琴弦拆卸后倒置重装。还有一些坐轮椅的来访者更适合使用旅行吉他，这类吉他通常设计成与标准吉他一般大小或更小。

如果治疗师提前了解来访者或患者的文化背景，就可以根据情况选择最适合的一种吉他来使用。如果不了解情况，建议使用尼龙弦材质的古典吉他，其琴弦柔软且易上手，适用性更广泛。

针对没有弹奏吉他经验的患者，音乐治疗师可以帮助他们按住左手的和弦，让患者来拨弦或扫弦，这可大大提高患者治疗的参与度和配合度。一些年长的来访者双手不能协调地演奏吉他，音乐治疗师可以将吉他的空弦调至乐曲所需要的和弦。例如，乐曲中演奏 E 和弦，可以把六根琴弦调至 E 和弦的和弦音上。这样，来访者单手拨出吉他的空弦便可以给乐曲伴奏。这种方式同样可以应用到小组音乐治疗中，根据曲目的需要，治疗师提前调好不同和弦的吉他，然后分配给来访者弹奏，由音乐治疗师引导所有参与者合作完成一首乐曲。这种简单且易上手的方式，能提升治疗师与来访者在音乐互动中的乐趣。

根据一份针对美国音乐治疗师的问卷调查，以下被认为是非常重要的吉他技能：定弦、边弹边唱（指弹或扫弦）、带空弦音的基本和弦、横按和弦、基本的扫弦模式、基本的指弹方式、即兴伴奏、使用或不使用变调夹移调、演奏多种风格、不看手盲弹、各种演奏姿势，等等。③

① KROUT R E. The attraction of the guitar as an instrument of motivation, preference, and choice for use with clients in music therapy. *The Arts in Psychotherapy*, 2001: 36-52.

② KELLER J R. Perceptions of guitar use and training in music therapy: a survey of clinicians (Master's Thesis). Western Michigan University, 2015: 604.

③ KELLER J R. Perceptions of guitar use and training in music therapy: a survey of clinicians (Master's Thesis). Western Michigan University, 2015: 604.

## 一、定弦

吉他的定弦是一门艺术，尤其当使用尼龙弦的时候。音乐治疗师可以采用多种方式调音，如使用吉他调音器或钢琴来给空弦调音。当琴弦差不多准的时候，可以使用其中某一根琴弦（一般为 1 弦）为基准来调其他五根琴弦，通常是以同度或八度的方式来调音。

（1）同度的方式。首先，以 1 弦空弦音 mi 为基准，弹 2 弦第五品的 mi 来对音；接着，以 2 弦空弦音 si 为基准，弹 3 弦第四品的 si 来对音；然后，以 3 弦空弦音 sol 为基准，弹 4 弦第五品的 sol 来对音；再者，以 4 弦空弦音 re 为基准，弹 5 弦第五品的 re 来对音；最后，以 5 弦空弦音 la 为基准，弹 6 弦第五品 la 来对音。

（2）八度的方式。两根琴弦之间通常会相差一到两根琴弦，例如，1 指按住 3 弦第二品的 la，4 指按住 1 弦第五品高八度的 la 来对音；或者以 1 弦空弦为基准，弹 4 弦第二品低八度的 mi 来对音。

除了以上提到的两种方式，还可使用泛音的调弦方式，如泛音对泛音、实音对泛音。泛音对泛音通常用第五品上的泛音来对第七品上高一根弦的泛音，如 6 弦第五品的泛音对 5 弦第七品的泛音。和其他几根琴弦的对音不同，3 弦和 2 弦的泛音分别是在第四品和第五品上。

此外，还有一种方式是根据即将演奏的曲目的主要和弦来调音，这样在演奏这首曲目时会更加和谐、动听。不过，这种方式更适合专业的吉他演奏者，需要根据同一和弦内的音程关系来调音，对演奏者的听力和音准要求较高。

## 二、练习和弦

学习和弦的重要意义是在演唱时可以进行和弦伴奏，这需要具备一定的熟练度才可以实现。因此，首先要尽可能熟记常用的和弦，可以从带空弦音的基本和弦开始练习，如 E、A、D、G、C；其次练习小调和弦 Em、Am、Dm；然后尝试横按和弦，如 F、B、Bm；最后再加上 7 音练习七和弦，如 A7、Am7、B7、Bm7 等。吉他上经常使用的和弦如图 2-1 所示。

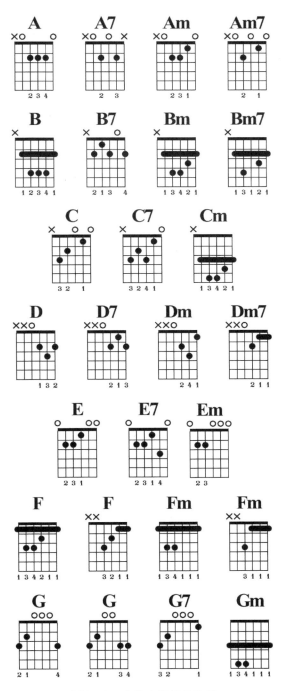

图 2−1 吉他上常用的和弦

另外，练习时还需要熟悉和弦切换的指法，有些手指可以作为保留指，从而提升和弦连接的效率。例如，C 和弦到 Am 和弦可以保留 1 指和 2 指，只需要移动 3 指以保证和弦转换的质量。

弹奏和弦可以由多种组合形式，演奏技术上主要分为扫弦和指弹两种。

扫弦最常见的方式是上下扫，适用于大部分的曲目或切分节奏型的和弦。还有一种扫弦方式叫作 boom chick，即先使用拇指拨出和弦的低音，然后再用手指去扫同一个和弦余下的高音。这种演奏方式常用于乡村音乐或民间音乐中，是非常有代表性的演奏技术。

从技术上来说，指弹要比扫弦演奏更复杂，通常使用六线谱，使用的手指包括大拇指、食指、中指和无名指。这些手指在演奏分解和弦时分别对应低音的三根弦——3 弦、2 弦和 1 弦。

在和弦之间使用经过低音（bass run）不仅能使和弦和乐曲增色不少，也会让音乐治疗的来访者受益良多。当吉他被用作节奏乐器、旋律乐器、小组合唱中的伴奏乐器时，低音的行进可以给来访者提供听觉上的信号去调整乐器的演奏或是肢体上的律动。

针对某些吉他零基础的来访者，音乐治疗师可以通过简化和弦的指法，让弹吉他变得更容易上手，将常用的几种和弦改为只有高音三根弦的简易版（如图 2 - 2 所示）。来访者只需要按住其中的一两个音就可以弹出和弦，这大大降低了演奏的门槛。因此，治疗过程也会相对轻松、愉悦，治疗师和来访者可以把更多的注意力放在音乐互动上，而不仅仅放在学习如何操作一门乐器上。

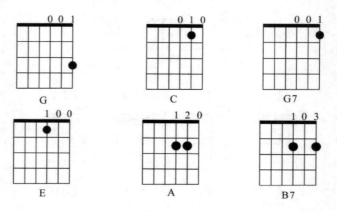

图 2 - 2　简化和弦

## 三、横按

四种最常用的横按和弦的指法是音乐治疗师必备的吉他技能之一，包括六根弦横按的大调和弦（F）、小调和弦（Fm），以及五根弦横按的大调和弦（B）、小调和弦（Bm）。掌握这些和弦的指法，就可以在吉他的任何一个品上自由转调，因此被称作万能和弦指法。例如，F 和弦的指法换到第三品上就是 G 和弦，在第五品就是 A 和弦，在第八品就是 C 和弦，等等。

有些人开始练习横按和弦时感到非常吃力，尝试过几次不成功便有强烈的挫败感。一个有效的解决办法是先练习"简单版"的横按和弦来锻炼手指的力度和耐力，比如可以从四根弦小横按的 F 和弦开始练习，小 F 和弦只需要横按高音的 1 弦、2 弦两根琴弦，难度上较大 F 和弦要低得多。当手指横按的能力逐步提升后，再练习标准的六根弦大横按的 F 和弦。

## 四、使用变调夹和移调

音乐治疗师应具备在吉他上使用变调夹和不使用变调夹快速移调的能力。美国音乐治疗师资格证准入考试中出现过这样一道试题：使用 C 和弦的指法作为主和弦，如果演奏降 E 调的乐曲应当把变调夹放在第几品上？这个问题要求音乐治疗师清楚地了解变调夹放在哪一个品上弹 C 和弦的指法可以转到某一个特定的调性上，考查其对乐理知识和吉他的熟悉程度，强调使用变调夹移调的重要性。变调夹的功能是使音乐治疗师在吉他比较难弹的调性上容易地演奏熟悉的和弦指法。另外，熟练使用变调夹移调的能力可以使音乐治疗师和来访者在演唱时找到舒适的音域。

## 五、即兴演奏

许多学校开设了难度更高的吉他课程，这使音乐治疗专业的学生不仅仅具有基本的吉他演奏水平。越来越多的音乐治疗师意识到即兴演奏在临床治疗中的重要性，即使这是个相当有难度的吉他弹奏技术。"音乐治疗学生在本科阶段需要掌握很多内容，在专业需要的音乐和社交方面要展现出可以胜任的能力。学生应具备良好的演奏能力，因为治疗师和来访者可以通过音乐或人际交流产生联结。从本科阶段开始，学习即兴演奏是非常重要的，但是作为表演者，即兴又需要过人的天赋和自信。"[1]

---

[1]　KENNEDY R. Guitar skills for music therapy majors. *Music Therapy Today*, 2001, 4 (2).

近些年来，一种名叫环境音乐治疗（environmental music therapy）的方式被越来越多地提及和使用。这是一种由音乐治疗师以改善患者和看护者的氛围感知为目的而演奏的现场音乐，通常在医院的公共区域演奏，试图使等待就医的人群更加放松，提升就诊的舒适度，改善患者对医院环境的排斥心理。这种音乐能够唤起人的联觉和想象，通常以即兴演奏为主。

## 六、使用六线谱

六线谱（tablature，简称 TAB）是一种指位谱，可以展示按弦的位置而不记录音的高低。六根线分别代表了吉他上的六根琴弦，线上的阿拉伯数字则代表了吉他上不同的音品。使用六线谱可以让音乐治疗师或学生快速地了解和学会音乐治疗中的吉他演奏技术，是比五线谱上手更快的一种练习方式。

大部分流行歌曲的吉他谱通常采用五线谱和六线谱双行谱的方式记谱，或者只有六线谱。音乐治疗师学习六线谱可以在吉他上演奏大量的流行音乐或为流行歌曲伴奏，而流行音乐又受年轻的来访者所喜爱。因此，通过练习六线谱掌握传唱度高的流行歌曲，进而在年轻群体中弹奏会取得较好的治疗效果。

（李治）

# 第二节　打击乐器
## ——打击乐在音乐治疗中的使用

## 一、节奏

希腊语中，节奏一词有着"流动、过程、结构性的运动、周期性的变化或经常发生的自然过程"的含义。在牛津音乐辞典中，节奏被称为音乐的一种语言。我们不难发现，节奏是不断流动且有着明确的方向性，在音乐中表现为一种规律性的组合形式。自古以来，节奏无处不在。它存在于大自然中，存在于人类的活动中，更是音乐中不可或缺的重要组成元素。

### （一）大自然的节奏

大自然中的节奏无处不在。智慧的人类利用大自然中的这些节奏，来获得艺术上的灵感。它们是音乐的来源。在现代音乐中，越来越多的作曲家青睐从自然的节奏中找寻创作的灵感。

## （二）人的节奏

　　人类的节奏可以体现在人体的运动、生理的需求以及人类社会的节奏之上。和自然中的节奏一样，人类的节奏从生命孕育的那一刻就已经开始了。从受精卵到胎儿、从胎儿到婴儿、从婴儿到童年、从童年到老年，这些过程都蕴含着人类的节奏。在这个过程中，无论哪个阶段的节奏出现了问题，都会对下一阶段产生影响。

　　生理需求使人们产生了意识与智慧，左右脑的通力合作，促成人们获得解决生理需求的办法，人体通过协调运作来满足生理需求，这样的协调运作也是节奏在人类进化过程中支撑生理需求方面的体现之一。

　　在中医理论中，不仅大自然中四季变换的节奏会对人体产生影响，一天的时间也是流动的节奏（如图 2－2 所示），也会对人体产生影响。一天有十二时辰，中国认为，每个时辰对应着人的十二脏腑，人类身体的经气会顺应着时间节奏的流动，在人体的脉络中起伏流注，每个时辰都会有不同的经脉"值班"。如果能顺应这种经脉流动的节奏，在对应的时辰采用不同的治疗方法，就可以达到良好的养生效果。这套中医理论中经典的养生法，被清朝的医者称为"十二时辰无病法"。从古人的智慧看来，自然与人体都需要遵循节奏。

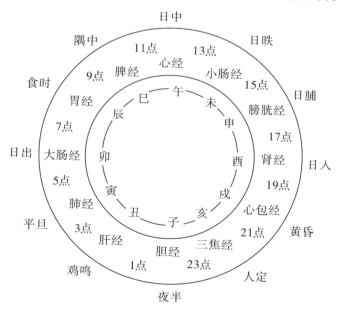

图 2－2　中医人体养生理论

## （三）音乐的节奏

从远古到现代，人类从自然的节奏中找到了灵感，并运用到音乐艺术中。节奏是音乐中最重要的因素。音乐可以没有旋律、没有和声，但是，音乐一旦脱离了节奏，就无法形成。节奏是时间的艺术，音乐的节奏是将一定时间内的元素按一定规律排列，使人们产生听觉上的连贯性。

任何音乐中，节拍、速度都是与节奏密不可分的重要元素，节拍与节奏是相辅相成的。所有的节拍都需要在规定的速度内进行，所以，节奏、节拍、速度构成了音乐的骨架。我们经常听到"节奏感"这个表达，实际上它不仅指"节奏"的感觉，而且指能否保持节奏的稳定性。节奏的稳定需要"节拍的稳定"和"速度的稳定"这两个必要条件的支撑。节奏对于任何音乐而言，都有着不容小觑的作用。不同的节奏通过有计划地排列，会得到音乐中的另一个重要元素——"节奏型"。在音乐中，不一样的节奏可以给听众带来不一样的感受，也能起到不同的音乐表达作用。无论是初学者抑或是成熟的演奏家，都需要不断地稳定自己的节奏，这样才能让所演奏或演唱的乐曲更加符合人们的审美。

## 二、如何将打击乐用于音乐治疗

宏观上讲，音乐治疗方法分为四种，即接受式音乐治疗、创造式音乐治疗、娱乐式音乐治疗以及联合音乐治疗。目前，我国较为常见的音乐治疗方法是接受式音乐治疗，这样的方法通常用于集体性的治疗。简单来说，接受式音乐治疗是治疗者挑选乐曲，被治疗者进行聆听，这种方法也被称为被动治疗。再创造式音乐治疗是被治疗者参与治疗者设定好的音乐活动，更注重参与。而即兴演奏式治疗则是让被治疗者任意发挥，根据心情即兴演奏乐器或演唱。

大部分乐器的演奏都需要演奏者（被治疗者）了解一定的演奏法，如果无法完全运用上述三类治疗方法，则会给音乐治疗带来一些困难。这时，打击乐器的独特性就很好地凸显出来。

在专业音乐领域中，打击乐专业有成百上千件打击乐器，一位打击乐演奏者通常可以演奏大部分的打击乐器。打击乐器遍布世界各地，难易程度也有着明显的划分，简易的打击乐器对大部分人来说，是非常容易上手演奏的。因此，音乐治疗师通常会使用这些较为简易的打击乐器对患者进行音乐治疗。

## （一）常用音乐治疗的打击乐器

在打击乐器中，效果打击乐器占了很大的比重，这些乐器通常不需要过多的演奏技巧，被治疗者可以自行演奏。比较有代表性的有：

### 1. 雨棍

雨棍（rain stick）发源于南美洲，通常是用仙人掌制成——将仙人掌晒干掏空后在内部填充小鹅卵石或豆子，其内表面有小针或刺，呈螺旋状排列。当棍子被颠倒时，鹅卵石或豆子落到管子的另一端，从内部突出物弹回，发出落雨的声音。起初，人们制造这个乐器是用于祈求暴雨的降临。（如图 2 - 3 所示）

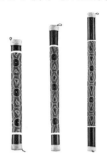

图 2 - 3　雨棍

### 2. 海浪鼓

海浪鼓（ocean drum/wave drum）是一种可以发出舒缓的海洋声音的打击乐器，由著名鸟类学家与作曲家 Olivier Messiaen 发明，灵感来自美洲原住民的传统乐器——水鼓。海浪鼓由框架支撑，头部水平，通过滚动手腕使鼓向各个方向轻轻倾斜。里面的金属珠子滚过底头，就像水滚过岸边。通过内置的金属珠子滚动的不同速度而产生不同的声音，如突然停止和启动会产生类似海浪的声音。海浪鼓在现代音乐中通常用于带有冥想与疗愈的音乐活动。（如图 2 - 4 所示）

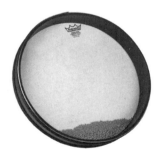

图 2 - 4　海浪鼓

### 3. 藏族颂钵

关于藏族颂钵（Tibetan singing bowl）的确切起源存在争议，有证据表明它们可能起源于公元前 16 世纪左右的中国。传统的钵体最初由多种金属制成，包括铅、银、铁、金和铜。藏族颂钵像是一种钟，演奏时会振动并产生丰富、深沉的音调。它也被称为"唱歌碗"或"喜马拉雅碗",据说可以帮助人们放松并有强大的治疗功效。佛教僧侣长期以来一直在冥想练习中使用藏族颂钵。此外,一些健康从业者,包括音乐治疗师、按摩治疗师和瑜伽治疗师在治疗期间也会使用藏族颂钵。(如图 2-5 所示)

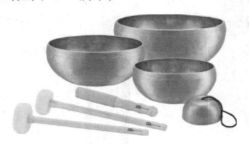

图 2-5 颂钵

### 4. 卡林巴琴

卡林巴琴(Calimba)又称"姆比拉""桑扎",是津巴布韦绍纳人的传统乐器。它们由一块木板(通常配有谐振器)和交错的金属铁片组成,通过将乐器握在手中,并用拇指与食指拨动琴键来演奏。该乐器通常出现在非洲东部与南部,是在庆典仪式、婚礼和其他社交聚会上演奏的重要乐器。2020 年,《联合国教科文组织人类非物质文化遗产代表作名录》增加了"制作和演奏马拉维和津巴布韦传统乐器姆比拉/桑扎的制作和演奏艺术"。卡林巴琴美妙空灵的音色使它在音乐治疗领域中发挥了重要的疗愈作用。(如图 2-6 所示)

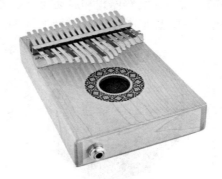

图 2-6 卡林巴琴

### 5. 手碟

手碟(Hang)是 2000 年由两名瑞士人——菲力普·霍那(Felix Rohner)与萨宾娜·谢雷(Sabina Schärer)在瑞士伯尔尼发明的一种打击乐器,2001 年在法兰克福首次展出。该乐器由两块深冲压、氮化处理的半壳状薄钢板构成,呈独特的"飞碟"状。手碟顶部中央有一个凸点,是上部的基准音"Ding",

围绕它分布的有七八个凹点与圆边，称为"Note"，每个点都有一个音高；手碟底部开有一个被称为"Gu"的边缘内卷的孔，为低音部，也是用来调音的。整件乐器的外貌依据亥姆霍兹共振原理设计，因此，敲打时能产生明显的声音共振效果。手碟的音色有着强烈的共鸣感，声音温暖且细腻。目前，越来越多的音乐治疗师将这一新型打击乐器用于音乐治疗的活动中。（如图 2 - 7 所示）

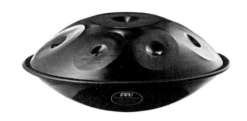

图 2 - 7　手碟

## 6. 框架鼓

框架鼓（frame drum）是鼓面宽度大于其深度的鼓，是最古老的乐器之一，也许是最早的鼓。它的鼓面通常由生皮制成，但也可以使用人造材料。大部分框架鼓面是固定的，也有一些框架鼓进行过技术改良，有机械调音装置。鼓面被拉伸在称为"贝壳"的圆形木制框架上。框架鼓外壳传统上由花梨木、橡木、白蜡木等材料制成，经过弯曲，然后用围巾拼接在一起；有些现代框架鼓也会用胶合板或人造材料代替制成。金属环或叮当声也可以安装在框架上。在许多文化中，大型鼓主要由男性在精神仪式中演奏，而中型鼓主要由女性演奏。（如图 2 - 8 所示）

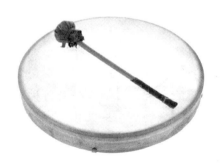

图 2 - 8　框架鼓

### 7. 金杯鼓

金杯鼓（Djembe），是一种敲击声异常响亮的鼓。鼓的响度随着皮肤张力的增加而增加。在调到独奏音高的金杯鼓上，熟练的演奏者可以达超过 105dB 的声压。金杯鼓演奏者使用三种基本声音——低音（bass）、中音（tone）和高音（slap），这些声音是通过改变打击技术和位置来实现的。演奏者也可以使用其他声音（技巧高的演奏者可以使用多达 25 种截然不同的声音），但这些声音主要用于独奏表演时展现特殊效果，平时很少被使用。熟练的演奏者可以使用这些声音创建非常复杂的节奏模式，节奏和不同音高的声音结合，常常使不熟悉金杯鼓的听众以为不止一个鼓在演奏。（如图 2 - 9 所示）

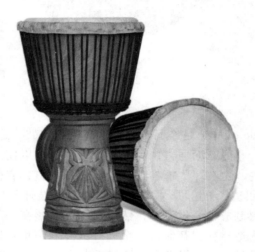

图 2 - 9　金杯鼓

## （二）利用鼓圈进行音乐治疗

### 1. 什么是鼓圈

鼓圈，是一种团体的演奏方式，参与者拿着乐器围圈而坐，在区间内跟随引领者的肢体或声音指令进行即兴演奏。

鼓圈的乐器组合多样，有非洲鼓、低音鼓及各种打击乐器，如双响筒、摇铃、三角铁等不同音质的乐器，通过节奏变化、声部分层、强弱处理，使鼓圈内的声响结构丰富而饱满，给予强大的感官冲击。

在鼓圈活动中，参与者不需要具备音乐背景，演奏中也没有严格的对错标准与评判。正是这种特点，让每一位成员能够很轻松地参与其中。鼓圈活动的目的是让大家在轻松愉快的演奏过程中获得正能量，促进身心健康，建立共同体。鼓圈活动遍布欧洲、亚洲、澳洲、北美等地区，根据服务人群类型的不同，鼓圈的类型也各不相同。鼓圈这种形式也被运用于音乐治疗当中。

### 2. 将鼓圈应用于音乐治疗中

鼓作为打击乐器的一种，其演奏的可操作性强，不论是单一节奏还是复合节奏，都能在鼓上体现。这种特性使参与音乐治疗的患者意识到鼓演奏起来并不难，这种形式也常被运用在音乐治疗活动中。

鼓圈在音乐治疗工作中，常被运用于大学生、上班族、社区等群体当中，针对患者当前出现的问题，如集体归属感、团队合作意识、心理减压等需求，鼓圈都能给予相应的回馈。

鼓圈不仅适应社会的发展节奏，也迎合了当代人的精神需求，但鼓圈并不能等同于音乐治疗。从音乐治疗目标来看，音乐减压放松可以适当地采取鼓圈技术；从临床领域群体分析来看，鼓圈活动要慎用于有心理问题的成年人、有身心疾病的老年人，以及对听觉敏感的特需儿童群体。

鼓圈的声响与震动频率刺激神经元释放多巴胺，使身体机能处于相对兴奋的状态。鼓圈声响构成会使一些患自闭症的儿童做出冲动行为，患伴有心脏功能薄弱的唐氏综合征的儿童也同样须慎用鼓圈。对于患有身心疾病的老年群体来说，鼓圈的声响与活动强度会造成感知觉的伤害。身体健康的老年群体虽可以进行鼓圈活动，但仍要顾及年龄段以及每一位老人的状态，对于鼓圈的人数与活动时间设置也须谨慎考量。

鼓圈通过分享、连接、包容与支持，让参与者尽情地表达情绪、提高社交能力，促使其身心健康，释放压力，缓解焦虑，提升自信和自我表达能力，提升成员之间的配合与协调能力，从而将鼓圈的功能性发挥到最大值，使大家融入集体并从中获得积极的感受。

## 三、音乐节奏与疗愈

人类对节奏的敏感程度远超出我们的想象。例如，每当我们听到有着强烈节奏感的音乐时，总会情不自禁地跟着律动点头，又或者当我们听到一些毫无规律并脱离了律动的节奏时，心理上总会有些许不适。这些可以反映出人类无论从生理上还是心理上，对节奏都有十分高的敏感性。

正是因为人类对节奏的敏感程度很高，所以在音乐疗愈中，将节奏运用在治疗过程其效果是十分显著的，同时，这样的方法也是当今世界范围内较为普及的一种音乐治疗模式。

### （一）节奏模仿

人类作为高级动物，从出生开始就有着强大的模仿能力。通过模仿，人们会感到愉悦并获得成就感。

节奏模仿也叫作节奏的记忆，记忆能力是演奏音乐的基础技能之一。在训练的初期阶段，患者在掌握基本节奏型和各类节拍的特征后，可以进行有挑战性的节奏组合模仿训练。在模仿过程中，一些患者会误判节奏型，这是由于患者对节奏型的特点没有清晰的认识。患者在读谱时，完成的是直观的视觉操作，而节奏模仿则通过听觉替代视觉完成节奏书写形式的联想并进行记忆，这要求患者对各类节奏型的特征、音响效果及节奏书写形式有全面的理解与掌握，从感性地模仿上升到理性地分析与识别，不断强化两者之间的联系，以此为练习方法。久而久之，患者在节奏训练过程中就能慢慢地建立起视觉方面的联系。

在对患者进行节奏模仿训练的过程中，不应过分强调乐理知识，而是从"游戏"与"模仿"的角度出发，对患者进行引导，让患者感受到节奏模仿的魅力，以及节奏对身心带来的疗愈效果。

谱例2-1至2-5为节奏模仿的五条简易练习。经过多次实践，患者与零音乐基础的大众对此接受度较高（谱例中横线上方的音为拍手，横线下方的音为跺脚）。

【谱例2-1】

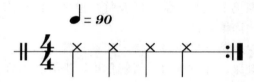

节奏模仿第一条：由四个拍手的四分音符组成，速度为90bpm。速度60~120bpm是人们听起来比较舒适的区间。该条用90bpm的速度带领患者进行模仿。简单的一拍一下可以很好地帮助节奏模仿的参与者找到律动并稳定其节奏。（见谱例2-1）

【谱例2-2】

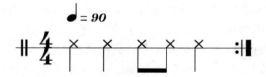

节奏模仿第二条：该条练习在上一条的基础上变化了一拍，将第三拍变成两个八分音符。第三拍的变化让节奏更富有灵动感。（见谱例2-2）

【谱例2-3】

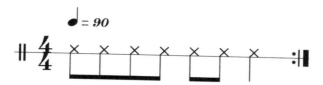

节奏模仿第三条：该条练习把第一、第二、第三拍都变成了两个八分音符，让患者更好地体会拍子"平均分"的感觉。从该条练习开始，患者能感受到一定的挑战性，对节奏模仿音乐活动产生更多的兴趣。（见谱例2-3）

【谱例2-4】

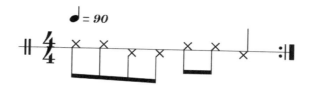

节奏模仿第四条：该条练习的节奏型与谱例2-3练习一致，不同的是加入了脚的运用（横线下方的音符为跺脚），新加入的肢体动作要与节奏相结合，这十分考验患者的应变能力与协调能力，在肢体的康复上有着一定的疗愈作用。（见谱例2-4）

【谱例2-5】

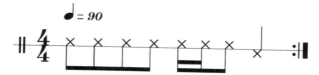

节奏模仿第五条：区别于第三条的模仿练习，该条练习将第三拍变成了前八后十六的节奏型，让节奏型更加丰富，也更具有挑战性。该条练习出现的前八后十六节奏型不仅要求患者的手腕运动要跟上节奏，还要求手与脚的配合默契。（见谱例2-5）

## （二）即兴打击乐演奏

即兴演奏指的是演奏者在没有乐谱和准备的情况下，根据当下心情或感受而进行的演奏。无论是打击乐还是其他音乐表演活动，即兴演奏都不是毫无条理的随意演奏，而是在一定框架内进行的。例如，在爵士乐中，即兴演奏对演奏者的要求极高，需要有丰富的声学知识，还要有多年的舞台经验才可以完成。打击乐中的即兴演奏则要求演奏者对节奏与要演奏的音乐类型有明确的方向，要做到演奏的内容有逻辑、有思想。

## （三）根据音乐进行伴奏

人们听到有着强烈节奏感的音乐时，会情不自禁地跟着音乐做出律动反应。这是因为伴奏对音乐的整体呈现有着相当大的影响与作用。那么，在听到一首流行歌曲的时候，我们如何为它进行伴奏呢？

（1）分析歌曲的结构。流行音乐中的节奏通常分为前奏、主歌、预副歌、副歌、桥段、间奏等结构。

（2）找到歌曲的速度与律动。在听音乐时，第一时间找到该歌曲的律动与节奏，将稳定的节拍演奏出来。

（3）加花。旋律的"加花"指花音，用来丰富曲调，给乐曲增加特色与效果。在"加花"过程中，以在不同歌曲段落中进行不同的"加花"为佳。例如，在主歌段落中，以较为简易的节奏型为主，进入副歌以后，也就进入了歌曲的主旋律，在这个部分运用更为丰富的节奏型，在听觉上会给人以律动感。

## （四）十种流行音乐中常见的律动节奏型

**节奏型一**：基本 4 拍律动（4 on the floor）（见谱例 2 - 6）

【谱例 2 - 6】

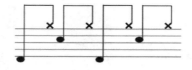

该节奏型是流行歌曲中最为常见的节奏律动，几乎随处可见，是典型的迪斯科节奏，被广泛运用于 20 世纪 70 年代后期，并流行至今。该节奏型有着强烈的舞曲的感觉。

**节奏型二**：嘻哈律动（Trap Beat）（见谱例 2 - 7）

【谱例 2 - 7】

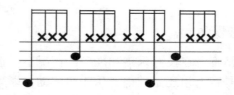

该节奏型于 20 世纪 90 年代开始被音乐人广泛运用于所创作的音乐作品中，直到现在，还有大量的流行音乐在使用这个经典的节奏型。该条节奏型中连续

的高音声部和间歇性的低音声部营造出了丰富的焦躁感，让听者产生更为丰富的律动感。

节奏型三：波迪德利律动（Bo Diddley Beat）（见谱例 2 - 8）

【谱例 2 - 8】

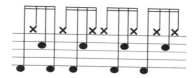

该节奏用歌手 Bo Diddley 的名字进行命名，其歌曲 *Hey Bo Diddley* 中大量使用该节奏。此节奏适合中速或慢速的歌曲。

节奏型四：两拍律动（2 Beat）（见谱例 2 - 9）

【谱例 2 - 9】

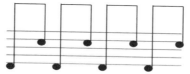

适合中速或慢速的歌曲，这条律动虽不像其他节奏有着丰富的填充，却可以简单、直接、有效地给予音乐强烈的舞曲氛围。

节奏型五：蹦啪律动（Boom Bap）（见谱例 2 - 10）

【谱例 2 - 10】

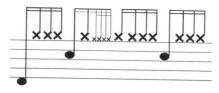

该条是 20 世纪 90 年代中常用的节奏型，有着强烈的摇摆感，在当今流行音乐中也经常出现这种律动，可以很快地吸引听众的注意力，让聆听者快速地进入氛围。

节奏型六：雷鬼律动（Dembow）（见谱例 2 - 11）

【谱例 2 - 11】

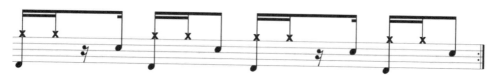

该节奏型适合中速的歌曲，起源于非洲 Son Clave 的音乐律动。

节奏型七：弹劾律动（Impeach）（见谱例2－12）

【谱例2－12】

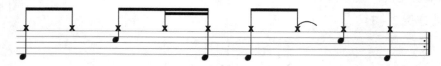

该节奏型取自1973年The Honey Dramers的歌曲。这条节奏型适合中速歌曲，起源于名为Son Clave的非洲音乐律动。

节奏型八：标志律动（Iconic）（见谱例2－13）

【谱例2－13】

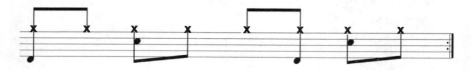

该律动的前三拍的重音构成了切分的节奏型，切分可以强有力的驱动音乐向前发展。这样的律动效果既经典，又具有很强的标志性，被运用在很多的流行乐曲中，故称为"标志性的律动"，也被很多音乐人称为"律动中的律动"。

节奏型九：12/8律动（12/8 Feel）（见谱例2－14）

【谱例2－14】

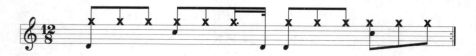

该节奏型可以很好地让听者感受一小节中的十二拍，前三拍构成了一种切分的感觉。这条节奏型适合运用在慢速歌曲或民谣歌曲中。

节奏型十：慢切分律动（Shuffle）（见谱例2－15）

【谱例2－15】

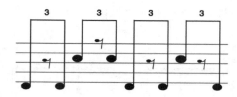

该律动介于爵士音乐与布鲁斯音乐之间，同时又被很好地运用在这两种音乐风格中。Shuffle听起来有着起伏摇摆的感觉，通常在三连音的节奏型中做不同的变化。

（林蔚东）

# 第三章　音乐中的 "希望" 与 "温暖"

音乐是有不同色彩的，而我们把这些不同的情绪色彩称为"调性"。调性分为大调和小调。一般来说，大调给人一种欢快的感觉，而小调则有悲伤的基调，在音乐色泽上会有明显的区别。所以，当一段音乐由小调转向大调的时候，音乐就从悲伤转向了欢快，我们也往往会从一个较为黯淡的情绪走向明亮，这样一段音乐带给人们的感受就是希望。

## 第一节　心理学上的 "希望"

"希望"在心理学上属于一种情绪，在主观体验上，是一种对未来事物的发展持有乐观想法的感受；在生理上，能对刺激感受进行及时的反馈。相应的，遇到刺激以及失败能有较好的抵抗力，能降低抑郁的风险。外部表现则为阳光向上，遇到挫折不卑不亢。"希望"作为一种情绪，通常是在有某些需求但是短时间内不能达成的外部环境条件下产生的，这些需求多数时候是低层次的；而内心对这种境遇持有较为乐观的态度，认为在将来能够达成这种需求。例如，卖火柴的小女孩，点燃火柴后对温暖未来的幻想。在外部环境上，小女孩处于又冷又饿的环境中，小女孩的需求是最底层的生理需求。而小女孩又认为将来这种需求能够得到满足，甚至更高级的情绪需求也能一并得到满足。而小女孩在这种感受下所产生的情绪就是"希望"。又如，江姐的故事中，江姐被关在反动派监狱中，并不知道未来的形势如何，但依旧戴着脚镣跳起了秧歌。这种对将来报以乐观态度的情绪，就是一种希望情绪的表现。江姐在监狱中，不论是温饱或是安全都成了遥不可及的需求。但是在情绪上，江姐认为这种温饱和安全的需求未来能够得到满足（不仅仅是她和她的狱友，还包括其他人）。因此，江姐的情绪表现为据有"希望"。综上所述，"希望"是一种在逆境之下，乐观地认为未来需求能得到满足的情绪。

# 第二节　音乐中如何表现　"希望"

音乐中表现"希望"的方式多种多样，主要是通过调性的运用及变化、和弦的变化、旋律及动机的转换这三种手法完成。

在调性上，主要是通过小调进行阴暗情绪的铺垫，再逐渐转调到大调以产生希望的情绪。在某些以小调为主的国家及地区中也会有相反的布置方式。当然也有运用小调作为铺垫，另外运用歌词及节奏产生欢快的感受，以这样一种结合产生"希望"的情绪。

在和弦上，主要通过不和谐且刺激的、具有音响效果的和弦铺垫逆境及困难，然后通过这些不和谐的和弦来表现逆境中找到希望的心路历程，从而产生"希望"的情绪。

在旋律及动机上，主要通过敌人、逆境或困难从完整片段转换成破碎片段而形成。当然，音乐先要将美好的描写作为音乐的基调，然后利用插入主题的方式设计一些不和谐的因素，最后再回到美好的主题，从而表现出"希望"的情绪。

在实际的音乐表现上，往往是三种手法复合使用而产生的，因为音乐本身离不开这三种手法，当这三种手法同时展现时，"希望"的情绪才能得到更好的表达。音乐家们在表达"希望"的情绪时，往往根据听觉效果而创作，因此在分析时不能革除任意一个手法。

我们举几个简单的例子，如古斯塔夫·马勒的《D大调第一交响曲》第四乐章，前半段运用的小调，给人以暴风雨般的抑郁感，整体的感觉都是灰色调；但当它转向大调时，我们能很明显地感受到那种阴霾感慢慢散去，仿佛一束阳光射入我们的生活中，眼前的乌云逐渐散开，一点点走向光明，而那一束阳光就是"希望"。又比如德国音乐家理查德·施特劳斯的《查拉图斯特拉如是说》第一乐章，乐曲在其他乐器的弱奏长音铺垫中开始，小号的出现犹如一缕阳光踏破黑暗。在听觉效果上就如同在黑暗中希望的出现，多数时候听众会产生血脉偾张的兴奋感。

实际上，婴儿可以对音乐表达的情绪进行识别，而且这种能力可能是与生俱来的，有无音乐训练经历对于感知音乐表达的情绪，并没有差异。有学者研究了大脑额叶（frontal brain）神经元电活动与情绪的两种维度（觉醒强度和正负性评价）的关系，根据左额叶主要负责体验正性的情绪，如高兴、兴奋、愉悦；而右额叶主要体验负性的情绪，如害怕、悲伤、恐惧等的特性。研究者发现，选择聆听能够引发正性情绪的音乐的被试者的左额叶的活动范围要比选择聆听引发负性情绪的音乐的被试者更大，随着音乐强度越来越大，整个额叶的活动范围也随之增大了。因此，这项研究证实了人们在聆听音乐的过程中，是实实在在地体验音乐的。

　　音乐对神经系统具有直接的生理效应，并起到积极作用。音乐可以有效降低病人的焦虑情绪，甚至还能影响人的行为。研究者发现，愉快的音乐能明显减轻疼痛感，说明音乐带来的积极情绪会使痛觉阈限上升。有研究发现，听音乐能使中风初期患者更少地体验到紧张或抑郁等负面情绪，更多地感受到精力的恢复，同时对言语记忆和注意力集中也有显著的改善作用。这种音乐治疗发展有希望进一步用于情感性精神障碍的治疗，并且可以用于双盲的研究。

　　不同的音乐会给人带来不一样的情绪影响。不同的人对同一种音乐的感觉及反应也不一样，甚至同一个人在不同的情景中对一种音乐的感受和反应也不同。人在对抗病魔的时候会感到力不从心，心情一度跌入谷底，因此，我们希望可以通过音乐让患者看到"希望"，给予他们战斗下去的勇气。

## 一、音乐中"希望"与调性的关系

　　在音乐中常以大调表现光明的形象。因此，"希望"常以小调作为铺垫，逐渐转成大调，从而产生希望的情绪。

　　例如，歌曲《中国军魂》就是如此，乐曲为进行曲风格，以小调开始，旋律比较低沉，以此来营造逆境的环境。在乐曲中，插入了一小段用于表现心智的歌词，并转调到大调，由此产生希望的情绪。

　　在有些国家及地区，音乐以小调为主。小调歌曲比大调歌曲多，这些地区的人们也习惯于聆听小调歌曲，小调歌曲在当地成了标志。因此，小调乐曲在当地表明了希望，如俄罗斯（苏联）的《喀秋莎》、日本的《樱花》。这些歌曲被用于当地影视作品的配乐时，常表达的就是希望，但在其他国家可能有不同的理解。

　　当然，表现希望的歌曲有时也不是通过转调完成的，在一些歌曲中，小调的目的是营造一个艰难、困苦的环境，相应地采用较为轻快的节奏，以这样一种不对称的形式表现希望的情绪；或是通过和声的变化，产生小调独有的温暖。例如，霍尔斯特（G. T. Holst）的行星组曲中的第二乐章《金星——和平之神》就是采用了这样的方法编写，与上一乐章《火星——战争之神》的打击乐贯穿全章，弦乐快速拉弓形成的紧张氛围形成鲜明对比，给听众带来温暖、祥和的感觉。又如，穆索尔斯基（Mussorgsky）的作品《荒山之夜》，全曲铺垫了大量紧张刺激、阴暗的片段，让人有一种窒息的感觉。但中途不时插入一小段铜管演奏的大调片段，给听众一种重新呼吸的感受，也因此给人们带来了继续拼搏的动力，也就是希望的情绪。

## 二、音乐中"希望"与动机的关系

音乐中表达"希望"的情绪与动机的关系尤为密切。例如，著名电影《星球大战》中，《帝国进行曲》就代表了黑暗势力的出场。相应的，《革命军》也有专属的音乐动机，当这个音乐出现时也代表了希望的出现。相较之下，黑暗势力的动机，由小调构成，音域较低，半音进行较多。而代表希望的动机则是在大调上进行，以四五度跳进为主，乐曲激情澎湃，有很强的律动。音乐也以此来代表"希望"。

实际上，在同一个调上运用不同的动机，从而表现不同情绪的方式也较常见。例如，柴可夫斯基的著名作品，庄严序曲《1812》中，使用了法国著名歌曲《马赛曲》的旋律作为法国入侵俄国的动机。而相应的，乐曲使用了一连串集的音符表现出游击的场景，以此来表现"希望"这一情绪的出现。在这首乐曲中，"希望"这一动机不仅出现，而且还在不断壮大。在《1812》中，《马赛曲》由完整出现到后来越来越破碎地出现，而"游击"的动机不断壮大，在最后与开头描写俄国美好生活的动机融为一体。乐曲所展示的"希望"被完美地表达，而且是以一气呵成的方式进行的。

当然，乐曲也能通过插入某些特定动机的方式表达"希望"的出现，例如，歌曲《东方红》是中国共产党的象征，因此，在中国大量的红色歌曲中常用《东方红》的旋律作为一个插部，以此来表达"希望"的出现。例如，《红旗颂》在早期的版本中就使用了这个方法。虽然在《红旗颂》中只运用了《东方红》的旋律，但由于歌词早已家喻户晓，因此，当旋律出现时，人们的脑海中会出现《东方红》歌词，希望也因此出现。

## 三、音乐中"希望"与配器的关系

在音乐中，表达"希望"与器乐的编配方式有很大的关系。当然，几乎所有的情绪变化都需要器乐编配上的配合。例如，在庄严序曲《1812》中，代表灾难的《马赛曲》动机就是由以小号为主的铜管乐组来演奏的。又如，在《荒山之夜》中，让人喘息的机会就是由嘹亮的铜管乐带来的。再如，《查拉图斯特拉如是说》就是以弦乐的低音延绵的长音作为铺垫，再利用铜管的嘹亮音响效果作为光明的出现。

## 四、音乐中的"希望"在历史中的作用

音乐已经产生了不少的作用，尤其是在为人们带来希望的这一方面。例如，

古典主义时期，贝多芬的《第五交响曲》（又名《命运交响曲》）通过敲门动机的描写，显示出命运弄人的遭遇。同时，又通过音乐的进行，描绘出一个攻破困难并迎来美好未来的场景。乐曲不仅激励了众多听众，更激励了贝多芬本人，让他重拾人生的希望，继续他的创作生涯。

在贝多芬的《第九交响曲》中也是如此，乐曲围绕自由、平等、博爱等人们的美好愿望展开，尤其是在第四乐章中，以席勒的诗作《欢乐颂》为歌词，将乐曲推向光辉灿烂的结尾。正因如此，《欢乐颂》这首歌曲跨越了国界，成了世界各地耳熟能详的歌曲。

不仅贝多芬的歌曲如此，威尔第的歌曲也是如此。在威尔第的歌剧《纳布科》中《飞吧，我的思想，展开金色的翅膀》这首歌，为当时的意大利人带来了希望，由此也成了意大利第二国歌。《纳布科》讲述的是受到侵略、颠沛流离的以色列人不甘受奴役，怀恋祖国和家乡的故事，这正与当时的意大利人遭受侵略的悲惨生活相同，也因此引起了当时意大利人的共鸣。相应的，歌曲中对未来的希望，也成功地传达给了当时的意大利人，这首歌成功地给当时的意大利人带来了希望。威尔第也成了意大利反侵略的代表人物。

音乐具有共通的情感表达方式，不限于某个国家或地区。在中国，音乐也常常为我们带来希望。

在抗日战争期间，中国通过传唱歌曲的方式传达思想，包括行为作风、规则纪律，等等。最重要的是，歌曲也为人们带来了希望。例如，贺绿汀的经典作品《游击队歌》，歌中包含了在抗日期间所出现的各种艰难险阻，但也提出了对这些问题的解决方式。全曲以自由、轻快的节奏，为当时在游击过程中的游击队员带来希望。这首经典之作也因此传唱至今。

在抗美援朝期间，《中国人民志愿军战歌》也给了人们情绪上的激励，为人们带来了希望。与《游击队歌》的自由轻快不同，这首歌曲是进行曲风格。进行曲的节奏为人们带来了势不可挡的力量。志愿军在抗美援朝的战争中时常想起这首歌，为当时的志愿军带来了希望，同时，也为全国上下带来了希望。

在现代歌曲中，也有为一代人带来希望的作品，例如，《红旗颂》开头用了与国歌相同的旋律动机，同时采用了小号高亢嘹亮的音色，在乐曲的一开始就起到振奋人心的作用。

## 五、不同时期音乐中的"希望"

我们通过现存的文献发现，古希腊的诗歌吟诵总是伴随着音乐，在荷马时代，神话英雄的叙事诗非常盛行，而这些故事能够盛传的主要原因莫过于神话英雄能带来希望。在这种由叙事诗营造的故事中，人们能感受到血脉偾张，引起大脑的兴奋。由此，人们的情绪得到了调节，心理压力得到了一定程度的释放。

古罗马时期，音乐继承了古希腊时期的特征，出征时要听提尔泰奥斯（Tyreaeus）所写的战歌，他们认为这种战歌能提升士气。而在古罗马时期，音乐的重要特征之一就是向实用化、典礼化发展，军乐大为盛行。军乐的作用除了在战场上发号施令，还有一个重要的目的就是鼓励在战场上的军人震慑敌人。其中，大号这种音区低且响亮的乐器在这个时期出现。

随着罗马困境的加剧，基督教逐渐兴起。接着，基督教被确定为官方宗教，从此成为西方社会文化发展的精神基础，拉开了中世纪的序幕。中世纪时期，所有的思想以基督教为基础，禁欲的社会氛围也因此形成。在音乐中对神的崇拜则随处可见。例如，在这一时期重要的宗教音乐体裁弥撒曲中就有对神的称颂。这种音乐带来了信仰，又因此带来了希望。

"希望"在中世纪的音乐中的体现不止于此。随着音乐的发展，经文歌逐渐形成，感情逐渐融入教会音乐中。与此同时，游吟诗人也在这一时期兴起。在这一时期用音乐表达情感有了进一步的发展，相比宗教音乐更加积极，由此迎来了文艺复兴时期。

文艺复兴时期乐理水平相对较高，各种各样的规则及系统理论、人的情绪逐渐融入音乐之中。但是，宗教音乐的体裁和内容因承接中世纪，所以，本质上没有革新，不过表现的手法却不断发展。其中，最引人关注的是兰迪尼终止式的大量运用。从听觉效果来看，兰迪尼中止式像是一种离调后的，给人带来从乌云中射出一缕阳光的感受。而这种终止式的大量运用，在一定程度上表现了当时的音乐对"希望"的描写。

在16世纪，罗马教廷的权力开始衰弱，基督教（天主教）内部腐败严重，随之而来的是马丁·路德的宗教改革。宗教改革的同时带来了宗教音乐上的改革，改革后的宗教赞美诗被称为众赞歌，众赞歌这种大众的主调多声部合唱形式奠定了基督教音乐的主要形式，如今的中国基督教会也在使用这种形式的赞美诗。这种大众合唱的形式效果较为宏伟，四声部的形式能在很大程度上丰富音色，结合起来能达到震撼人心的效果，坚定大众的信心，给人以希望。其中，最经典的歌曲是《上帝是我们坚固的堡垒》（*Ein feste Burg ist unser Gott*）。这首歌将人的信心建立在信仰之上，同时"希望"也由此产生。

随着思想观念的进一步解封，以及对华丽装饰的无限追求，注重装饰以及情感表达的时代由此发展而来。在这一时期，音乐富含强烈的情感，但是情感相对固定，较少有情绪的变化及转换。这一时期，一种新的音乐形式开始出现，那就是歌剧。早期歌剧相比后来的歌剧，虽然表现力有限但也足以表达出许多的情感。第一部被完整保存至今的歌剧《优丽狄玺》是一个圆满的故事，饱含了丰富的希望。当时的歌剧多有引荐古希腊歌剧的成分，以悲剧为内核，并加入了一些反转，如死人复活的元素，所以"希望"在反转中产生。

另一种经典体裁——受难曲，也在这个时代出现。受难曲这种体裁以耶稣受难为主要情节展开。而这种体裁盛行的原因不只是基督教对耶稣受难的纪念，更重要的是相信耶稣会复活。这种对复活的坚信就是"希望"的象征。

随着时代的发展，古典主义时期来临，各种各样的音乐风格逐渐形成，例如，我们现在所学的和声学就是在这个时代形成的学科。音乐在这一时代达到一个高峰，迎来了古典乐三巨头——海顿、莫扎特、贝多芬，这个时期确立了奏鸣曲曲式。奏鸣曲的内核就是主部与副部的先对抗后统一，情绪上先紧张后舒缓，与"希望"的产生方式有些相似。例如，海顿的作品《创世纪》描绘了上帝创世的过程，这种宏伟的过程再加上歌词的描绘形成了一种震撼的情绪，相应的，在西方大多数人为基督徒的环境下，这就是一种"希望"的体现。

在莫扎特的创作中也是如此，例如，在莫扎特的歌剧《费加罗的婚礼》中，从一开始就铺垫费加罗与苏珊娜两人的聪明才智，给听众一种费加罗与苏珊娜能化解当前危机的希望。这部歌剧在当时引起了极大的轰动，从这个方面也能看出人们对"希望"的渴望。

贝多芬作为古典音乐的集大成者，开创了浪漫主义的先河，由此，音乐中的情感更为丰富而且更具有感染力。《命运交响曲》中，贝多芬描绘了在绝望中找到光明的情节，直观且深刻。他的《第九交响曲》也同样如此，通过前期的铺垫以及最后的大合唱，直接震撼了每个人，给人带来"希望"。贝多芬的《第六交响曲》中也给人带来了"希望"。前三乐章描绘了田园生活的美好，给人以生活美好的希望。第四乐章开始描绘暴雨的危险，第五乐章的转折描绘了雨后天晴的美好。

贝多芬的创作有浪漫主义时期的各种特征。对浪漫主义音乐最具影响的两大事件莫过于民主主义思潮的兴起以及法国大革命。这两类事件相叠加，造就了这个时期的音乐有着对"希望"更强的描写。

浪漫主义时期音乐的开篇之作《魔弹射手》，其剧情的内涵就是自我救赎。整个歌剧描写了青年猎人马克斯为了迎娶恋人，被卡斯帕尔诱惑以交换灵魂为代价打造魔弹，最后得以解脱。整个歌剧在光明与黑暗的交织中进行，而最后使用大合唱的方式给予马克斯最后的救赎。

这个时期的波兰受多国的侵略，钢琴诗人肖邦就是这个时期的代表人物。肖邦在练习曲、夜曲等多种体裁中加入了丰富的情感，使创作达到了新的高度。爱国的情绪与战胜困难的情绪也加入其音乐中，让音乐传递出更深刻的感情。

这个时期的法国掀起了一阵又一阵的革命浪潮，一个王朝覆灭，另一个王朝建立。在这样的大环境下，人们显然很难欣赏优雅的歌剧，因此，拯救题材歌剧开始盛行。这类剧情在古典主义时期的歌剧中相对少见。其能盛行的原因，在很大程度上是因为人们希望能有人破除当时王朝更替、时局不稳定的状态，借着歌剧表达人们向往"希望"的心理。

这个时期，民族主义的音乐大量出现。首先是俄国的民族音乐家格林卡，他将俄国本民族的音乐文化融入各种体裁的音乐，使之达到先进水平。他的音乐以爱国主义的内容与俄国民族音乐形式相结合著称，在当时的俄国十分流行，在一定程度上也表现了人们对国家的认同，以及对国家兴旺的希望。

不单单是在俄国，世界各国都是如此，例如，捷克的斯美塔纳、德沃夏克，匈牙利的艾凯尔，波兰的莫纽什科，挪威的格里格，芬兰的西贝柳斯，等等。这些音乐家都是通过本民族的音乐表现强烈的爱国主义精神与人们希望自己国家富强的民族感情。

当然，这一时期不仅仅只有民族主义的思潮。柴可夫斯基通过《1812》庄严序曲描写了一个法国入侵俄国后被俄国击退的故事。这首庄严序曲，给人们在战争中带来了希望。

"二战"时期有着史上最振奋人心的乐曲之一：肖斯塔科维奇的《第七交响曲》，这首乐曲的创作手法高超、先进，振奋人心的效果十分出众，但制作手法仅仅是出众的原因之一。这首乐曲是在"二战"最紧要的关头创作出的，并且通过空投的方式将曲谱投送到战场的中心伏尔加格勒，乐曲就在战场的中心进行首演，并通过收音机向外界传播，战争中的群众受到了极大的鼓舞。

中国的乐曲中也包含了"希望"，例如，中国最经典的乐曲之一《梁祝》中描述了梁山伯与祝英台先后赴死，最后化成了蝴蝶成为眷侣。这首乐曲流传至今，并且运用了多种戏曲形式及音乐体裁来演奏。

音乐情绪是心理学研究的一个活跃领域。音乐可以通过旋律影响人们的情绪从而产生共鸣，与音乐有关的情绪研究还有助于解答一些与社会认知相关的问题。随着近 20 年来脑成像技术手段的快速发展，研究者们可以从一个新的角度来探索与音乐有关的情绪。但是，国内关于音乐对情绪认知加工的影响机制的研究尚处于空白状态，希望更多的与音乐有关的情绪的脑机制研究能为音乐教育与音乐治疗的实践提供科学的指导。音乐情绪研究项目具有无限的潜力。我们希望通过这个项目将音乐融入患者的治疗当中，给予需要帮助的人带来"希望"。

（柴琳）

# 第三节　温暖又美好

## 一、情绪与情感

情绪是一种生理上的反应。比如，人们在开心的时候会手舞足蹈，愤怒的时候会咬牙切齿，担忧的时候会茶饭不思，悲伤的时候会心痛。在个体发展中，情绪反应出现在先，情感体验发生在后。新生儿在一个月内就能出现愉快、痛苦的情绪反应，例如，母亲哺乳引起婴儿食欲满足的情绪，母亲的爱抚引起婴儿欢快、享受的情绪。当婴儿与母亲形成依恋时就产生了情感。这种依恋具有相对稳定的性质，形成的情感会通过情绪表现出来。

## 二、音乐能唤醒情绪

"音乐是心情的艺术，它直接针对着心情。"这是黑格尔在其《美学》文集第三卷（上）中提出的观点。

苏格兰的认知神经科学研究人员做了一个实验，让两批顾客同时在一家餐厅里吃同样的食物，唯一不同的是，一批人听慢节奏音乐，另一批人听快节奏音乐。结果对比发现，听慢节奏音乐的顾客用餐时间比听快节奏音乐的顾客多出了 14 分钟。[1]

了解了音乐节奏和消费时长的关系之后，就可以合理利用这一点。如果你是商场或者超市的经理，自然会尽量使用节奏缓慢的音乐，拉长消费者的消费时间；但若是餐厅的经营者，则会选择快节奏的背景音乐，加快翻台的速度。

当然，这不能仅仅只看音乐的节奏。研究发现，如果就餐时的背景音乐音量合适，而且曲子令人享受，那么，饭菜吃起来会更美味。相反，若是用 80 分贝的白噪声，味觉会变得迟钝，顾客会感觉菜不够咸或是没放够糖，食之无味。有意思的是，80 分贝的白噪声会让人觉得食物更加酥脆。

可以回想一下你在飞机上吃东西的感受。大多数人的感觉是，国内的飞机餐通常不太好吃。但其实飞机餐的供应商很清楚环境对味觉的影响，所以，飞机餐一般都非常咸。原因很简单，除了飞机内低湿度以及机舱压力对人体的影响，联合利华的研究还发现，造成飞机餐味道寡淡的另一部分原因，是发动机

---

① 李娟：《背景音乐对中—英文篇章阅读影响的眼动研究》（硕士学位论文），南京师范大学 2017 年。

沉闷的声响，这类噪声会降低人们对盐、糖和其他香料的敏感度，同时会让人们觉得食物更加酥脆。

有研究表明，从小孩到老人，音乐都能唤醒他们的情绪，甚至是未出生的胎儿，听到音乐也会有所反应。音乐被称为人类共通的语言。心理学家通过研究发现，"音乐无国界"源于它可以在各种文化背景下唤起多种关键情绪。

美国加州大学伯克利分校、加拿大约克大学和荷兰鹿特丹大学的国际心理学家团队通过互联网平台，对来自中国和美国的2500多名志愿者进行调查。为了确保来自不同文化背景的参与者在聆听某些类型的音乐时确实能体验到相同的情感，研究人员还进行了一项确认实验，旨在尽可能地消除文化偏见。该确认实验让参试者听取来自西方和中国文化的300多种传统器乐曲目。参试者欣赏摇滚、民乐、爵士、古典、管乐和重金属等多流派音乐，并根据28种不同的情感类别、积极和消极的程度以及情感反应的唤醒程度，分别对40个音乐样本进行评级。通过统计分析，研究人员得出了13种不同文化背景下共通的情绪体验，它们分别是娱乐、愉快、美丽、放松、悲伤、梦幻、胜利、焦虑、恐惧、烦恼、反抗、色情和兴奋。在接下来的正式实验中，近1000名参试者对另外300多首西方和中国传统音乐样本进行评价，结果进一步验证了这13种情绪类别。该研究报告被发表在《美国国家科学院院刊》上。

该研究可以帮助心理学家和精神科医生开发出更好的音乐疗法，并帮助开发人员对音乐流服务进行编程，以识别适合听众情绪的播放列表。不同的音乐风格会给人们反馈不同的情绪，大多数人听歌是为了愉悦、开心、寻求治愈，但不是所有音乐都如此。

例如，恐怖电影中的配乐。作曲者为了在电影中表达惊慌、恐怖的效果，通常使用令人不安的音响效果，带动电影所需的氛围，这也是人们听到恐怖电影中的配乐时会产生惊慌与恐怖情绪的原因。

在音乐治疗方面可以使用对患者情绪产生正能量的音乐。2023年7月12日下午，宜昌市鸿雁心理疏导工作室承接的市妇联"巾帼聚力 灿然心情"疫后创伤家庭心理疏导项目开展了第一场团体活动。活动主题是"音乐减压赋能"，由宜昌市心理学会理事、音乐治疗师牟青老师指导。活动中，牟青老师首先带领成员用沙蛋演奏简单的音乐律动来帮助大家进入放松的状态。接下来，牟老师向大家介绍手碟、低音巴哈鼓、卡巴萨、齿木、棒铃、牛铃等乐器，演示乐器的使用方法并分发给在场的每个人，体验不同乐器给人带来的不同感受。在牟老师的引导下，每个成员都加入乐器的演奏当中。通过牟老师的耐心引导和大家的练习，节奏也由散乱到协调，逐渐汇聚为一首乐器协奏曲。在活动的不同阶段，大家或独奏或配合，演奏或紧张激烈或舒缓轻快，同时穿插着肢体动作，在牟青老师充满激情的指导下，成员完美体验了音乐对情绪的放松作用。

## 三、音乐治疗的作用及问题

在过去的 20 年中，越来越多的文献证明使用音乐治疗可以改善情绪、减轻焦虑和缓解压力。音乐疗法可用于各种情况，并适用于成人或儿童。有自闭症谱系障碍（autism spectrum disorders）的患者对音乐经常表现出强烈的兴趣。音乐治疗对患有自闭症谱系障碍的病人掌握语言和非语言交流技巧、建立正常的身心发育过程有帮助。在患有阿尔茨海默病、痴呆症和其他精神疾病的老年患者中，参与音乐疗法可以有效降低其攻击性或减少激越行为（aggressive or agitated behavior），并在减轻痴呆症状的同时，改善情绪并降低患心脏病或脑部疾病的风险。有证据表明，音乐治疗会增强抗抑郁药的效果。针对患有抑郁症的老年患者，以家庭为基础的音乐治疗可能会产生长期的积极影响；针对抑郁的成年女性患者，音乐治疗会改善她们情绪低落的情况。音乐治疗对失眠也有很大的改善作用，音乐会显著改善人们的睡眠质量[1]、延长睡眠时间、提高睡眠效率、缩短入睡时间、减少睡眠障碍和减少白天的睡眠功能障碍。也有研究表明，音乐治疗同样对幼儿或早产儿的睡眠有益。

音乐治疗能有效地调控人的情绪，也就是通过音乐，将听众从自己的意志和观念的控制中解脱出来，达到放松状态。在这种状态下，人们更能够表达出内心深处的渴望，达到一种心灵的宁静，以此来缓解压力。很多乐曲的节奏与人体的运动生理节奏是一致的。音乐的节奏刺激了肌肉的正常活动，形成了身体的运动节奏。因此，音乐节奏具有调节心理和生理反应的效应，不需要任何语言就能让人产生共鸣。

音乐治疗目前面临的问题有：①学科覆盖不全面。目前，我国设立音乐治疗学科专业的学校并不多，作为一门新兴应用学科，起步较晚，理论基础薄弱。②科学支撑有待加强。学科人才紧缺，音乐治疗作为交叉边缘学科需要懂音乐且懂医学的人才，科学、系统的培养极为重要，治疗技术体系的支撑也不可或缺，因为测试和研究离不开新型、昂贵的机器。③实际应用规范有待建立。临床经验在不同程度上有盲目性，治疗机制的原理普及率低。④具有针对性的音乐创作相对匮乏，研究仍处在初期阶段。

---

[1]　RAMAKRISHNAN, SCHEID：《失眠的治疗》，何晶、李蕾译，载《中国实用乡村医生杂志》2008 年第 15 卷第 5 期，第 3 页。

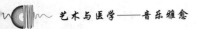

## 四、研究的主要内容

### （一）研究内容

研究内容为建立理论基础和科学支撑（音乐治疗数据库的搭建、实验研究设计与实施、效果评价），选取抑郁症患者为实验对象，并根据实验数据创作具有疗愈性的音乐作品，增强音乐治疗的针对性和治疗效果。

### （二）研究思路和研究方法

#### 1. 研究思路

（1）为探究音乐对情绪的影响，建立理论基础和科学依据；运用心理学、脑科学的研究方法进行数据化、针对性的实验操作；记录和分析音乐作品对人的情绪、情感等方面的影响，为音乐心理疗愈提供科学支撑。

（2）对音乐作品的作用研究。以音乐（听觉）为主要出发点，利用脑电技术和生理多导仪研究影响心理变化的音乐元素，如基础和弦，大调、小调三和弦和七和弦对脑电测试数据的影响变化；离调与和弦外音对脑电的影响；节奏与速度，循环性节奏在刺激性节奏、舒缓性节奏极端反差下的脑电的变化；音色，从旋律相同到不同配器，音色上反差对脑电的影响；音量变化，渐强渐弱、突强 sf、突弱 sp，以及音乐术语表情符号对脑电的影响；中国五行音乐调式，即宫、商、角、徵、羽调性音乐对脑电的影响；装饰音及音长、音值对脑电的影响。

#### 2. 选取实验对象进行研究，创作具有疗愈性的音乐

通过实验室研究分析音乐对个体心理和情绪的影响，并通过临床研究考察音乐治疗对抑郁症患者症状缓解的程度。第一步为实验研究：针对诊断的抑郁症患者组和心理状况正常的年龄匹配组，分别进行量表和脑电实验。第二步为对大数据的研究：结合实验数据构建数学模型，基于心理学专业量表得分和脑电功能连接数据分别预测正常和抑郁大学生个性化的音乐元素，进行治疗性音乐创作。第三步为抑郁症患者提供个性化的音乐治疗。

#### 3. 音乐疗愈的后续应用与推广

分阶段逐步扩大研究对象的范围，以期覆盖儿童自闭症、孕产妇、传染病和肿瘤患者等急慢性疾病并发心理疾病患者，以及重大灾难和突发性事件后出现心理应激症状的群体。

### （三）重点和难点

传统音乐疗愈研究中对音乐元素剖析、控制变量分析不足，仍存在着样本数据过少、分类不清晰的问题，尚未对更细致的音乐类型进行研究。目前，音乐治疗瓶颈在于：尽管目前从受试对象考虑因素和分类较多，然而对音乐的选择指标却相对缺乏可参照的标准，包括从音乐的基本元素（旋律、节奏、节拍、力度、音区、音色、频率、调式、复调、曲式等）对人的情绪调节作用的探究，尤其是针对某一患者群体所使用的音乐的研究还较为欠缺；对由上述音乐元素组成的舞曲、进行曲、谐谑曲、叙事曲、夜曲、序曲、交响乐、交响诗、协奏曲、组曲等曲式结构的作用效果的探究也尚处于空白地带。

### （四）主要观点

音乐疗法的起源可以追溯到古希腊、古印度和古代中国等。在古代，人们就已经认识到音乐与身心健康的密切关系。在中国，《黄帝内经》将音乐与阴阳五行学说相结合，全面引入医学领域。此外，西方医学之父希波克拉底也曾指出，音乐对人的精神状态和身体健康有重要影响。音乐疗法的主要观点如下：

（1）情绪调节。音乐可以作为一种情绪调节的工具，使人们更好地处理情感。

（2）身心平衡。音乐可以促进身体的健康和心理的和谐。

（3）个人化需求。音乐治疗强调个性化的服务，每个人的心理需求和喜好不同，因此，音乐治疗方案需要因人而异。治疗师会根据个体的特点和需求来选择适合的音乐类型、曲目和演奏方式。

（4）临床实证。音乐治疗作为一种有效的心理干预手段，已经得到了临床研究的支持。许多研究表明，音乐治疗在缓解疼痛、改善睡眠、降低焦虑和抑郁等方面具有显著效果。

（5）治疗关系。音乐治疗强调治疗师与患者之间的合作关系。治疗师运用专业知识和技能，帮助患者在音乐体验中找到自我认知和情感表达的方式。

### （五）创新之处

探讨音乐治疗基础知识的同时，应从生理、心理、审美三个层次来把握音乐治疗的机制。

（1）生物共振。音乐能透过脑部的边缘系统，调控身体的动作、自主神经系统及大脑皮层；利用声波进行传输，引起身体的生理频率共振，增强神经细胞之间的联系。

（2）心理学上的共振。音乐是一种无形的力量，它能直接影响人的情感，营造出一种意境、一种想象的空间。音乐具备社会融合性，能增进人与人的交流、沟通与自我控制，进而影响人与人之间的关系。

（3）从审美的观点来看，美的音乐可以激发人们对美的体验，唤醒人们的精神力量，使个体享受生命的历程。

（张鼎）

# 第四章　音乐中的多种情绪

社会心理学中，不需要学习或自身感知的情绪叫作人的基本情绪。基本情绪又称原始情绪，是人类和动物共同拥有且与生俱来的，是具有文化共通性的。每一种基本情绪都有其独立的神经生理机制、内在感受、外部表现和不同的适应功能。喜悦与悲伤是人类最常见的基本情绪。

喜悦，是人类情绪中最重要的积极情绪之一，指人们在感受外部事物带给内心的愉悦、安详、平和、满足的心理状态。当我们感受到喜悦时，通常处于以下的情境中：周围的环境安全且熟悉，一切事情都是按照预期的方式发生，甚至比我们预期的更好，所有的发展形势都不会要求当事者本人付出更大的努力，只需顺其自然，这些都是引发喜悦的条件。比如，你的同事或家人在你不知情的情况下准备了一场意外的生日聚会所带来的惊喜之情；或在整理旧衣服时，从口袋里掉落出遗失很久的耳环的意外之喜。再如，与久未谋面的好朋友共进晚餐且相谈甚欢的欢畅自在。感受喜悦的情绪时会带来轻松和欢快，让周围的人看起来亲切而生动。

古汉语中，"喜悦"一词最早可上溯至古文《吴子·图国》："故成汤讨桀而夏民喜悦……"的语句。"喜"字是在庆祝活动中欢笑的意思。从字体构造来看，"喜"字上半部分是一面放在"鼓座儿"上的"鼓"，鼓面上边有一个"牛"字，表示这是面牛皮大鼓；下半部分是一张"大嘴巴"在开心地笑着，可表示为"打起鼓来、喜笑颜开"。现代汉语中的"喜"字依然保留了古文字的形象（如图4-1所示）。

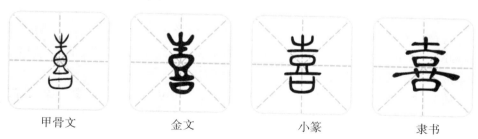

|甲骨文|金文|小篆|隶书|

图4-1　不同文体的"喜"字

喜悦之情是一种情绪的表达，也是一种内心的收获，是可持续的、积极的代表性情绪。

悲伤同样是个体最早出现的情绪之一，也是人类最早认识的一种情绪。它与喜悦同为基本情绪的代表，但从情绪感知上却截然不同，是消极情绪的代表。悲伤最初是由带有分离、丧失和失败等性质的原型事件引起的情绪反应，悲伤的程度会因失去目标或对象的重要程度有不同的变化，如失去某样事物、失去一个机会、失去一位亲人或失去梦想。失去的主体可能是其他人而不是自己，也可能是团体而不是个人，比如因自己的亲人亡故、某位伟人离世或大型灾难导致的人员伤亡等而悲伤。悲伤的时间可能是过去，也可能是将来。人会因为回忆往事、感知到时间的流逝等而悲伤，也会因为想到即将到来的、预料之中的事而悲伤。悲伤可以是短暂的，也可能是永久性的，如亲人之间的短暂离别或亲人亡故。悲伤的情绪在人们的日常生活中很容易体验和诱发，人不仅仅会陷入单纯的悲伤中，还会与其他消极情绪比如愤怒、羞愧等交互形成，演变成更加复杂的情绪，从而产生沮丧、气馁、孤独、孤立、意志消沉等消极情绪体验。

基于喜悦和悲伤情绪的心理学研究很多，从不同方式的研究结果上来看，音乐能有效地调节和影响情绪，正所谓"语言的尽头是音乐"，自古以来在《诗经》中便有"言之不足，故嗟叹之。嗟叹之不足，故咏歌之"的说法。

音乐的创作是作曲家以自身情绪、情感为基础的艺术表现形式。当人聆听音乐时，音乐所表达的情绪能够直接影响听众的情绪体验。心理学实验成果表明，音乐诱发情绪体验相比其他方式更加直接和深入，听众也会有更长的情绪体验时间。随着社会节奏的快速发展，人们越来越重视情绪和心理的健康。本章中，笔者将从人类的基本情绪入手，谈谈古典音乐对人们情绪的影响和转化，并推荐有代表性的古典音乐。

# 第一节　喜悦与音乐

喜悦是人类最基本的情绪之一，也是积极情绪中最重要的一种。积极情绪（positive emotions）中的"positive"在英语中表示"正向的、积极的"，是正面情绪或具有积极效应的情绪，能够提升人的积极意识和幸福感。

研究学者们对积极情绪进行了更具体的描述和定义，如心理学家罗素曾提出，"积极情绪是指当事情进展顺利时，想要微笑时产生的愉悦感受"；积极心理学家芭芭拉·弗雷德里克森①认为，"积极情绪是对个人有意义的事情独特的及时反应，是一种暂时的快乐感受"。情绪心理学家孟昭兰认为，"积极情绪是与某种需要的满足相联系，通常伴随愉悦的主观体验，并能提高人的积极性和活动力"等。因此，积极情绪能提高人的积极性和活动能力，以及扩展思维和人际交往。

积极情绪是因个体受到刺激，或者事件满足需要而产生的。而音乐是促进和诱发人类积极情绪的重要方式之一，这也是推进音乐疗愈研究的主要目的。研究表明，音乐能够从物理、生理、心理等方面对人体发挥治疗作用。音乐的调性、频率、节奏和声波振动可以产生物理能量，引起人体组织细胞发生和谐共振，从而使相应的器官产生兴奋或抑制反应。② 最早提出音乐对情绪影响研究的是著名心理学家凯特·哈夫纳（Kate Hevner）。1936 年，她建立了名为"情绪轮"的模型体系，现在仍然在音乐治疗中起着重要的作用。"情绪轮"根据音乐色彩传递的情绪分为以下 9 种描述：有尊严的、严肃的、精神的、清醒的、凛然的、黑暗的、忧郁的、悲惨的、沉重的。同时，她发现引起快乐情绪的音乐往往具有大调式、快节奏、高音调、流畅的韵律、简单的和声等因素；而引起悲伤情绪的音乐往往具有小调式、慢节奏、低音调、果断的韵律和复杂的和声等因素。在她研究的基础上，加布里埃尔森和林德斯特罗姆总结和论证了引导积极情绪的音乐特点，须具备"大调调式、调性简明谐和、声音响亮、音调高昂、节奏明快流畅"等特点。因此，具备以上特点的音乐能引起人们温暖、激情、振奋、悠闲、安宁等多种多样的积极情绪体验。

体验音乐的美感和情绪、伴随愉悦的主观体验、转化消极情绪、提升积极情绪，这正是音乐的疗愈力量。正电子发射断层扫描研究结果表明，音乐能改变大脑中涉及奖赏和情绪相关的区域。随着音乐的响起，左腹侧纹状体和背内侧中脑的局部脑血流量增加，右侧杏仁核、左侧海马杏仁核和腹内侧前额叶的局部脑血流量减少，这些大脑结构的活动与对其他刺激有关。在听音乐的过程中，当情绪反应达高峰前的瞬间，伏隔核（nucleus accumben，NAcc）内多巴胺水平也会升高。

多巴胺是大脑奖赏系统中的重要神经递质，能够迅速地帮助人们从消极情绪或沮丧情绪中得到恢复，提升积极情绪，从而提高思维灵活性。聆听音乐时产生愉悦的感情也可以从"情绪感染"（emotional contagion）角度出发进行阐

---

① 芭芭拉·弗雷德里克森（Barbara L. Fredrickson），北卡罗来纳大学教堂山分校商学院的杰出心理学教授、积极情绪与心理生理学实验室主任，荣获 2016—2017 年度詹姆斯卡特奖。

② 苏旭春、陈希铭、戴诗蕾：《以五行学说分析喜悦音乐对肿瘤患者悲忧情绪的调节作用》，载《中国中医药现代远程教育》2020 年第 14 期，第 79 – 81 页。

释。情绪感染是指个体倾向于体验从外部感知或识别到的一种情绪状态。人们在听歌时产生的情绪，经常和歌曲中所表达的情感相一致。

在自闭症儿童的临床治疗中，他们往往无法正确识别外部和情绪相关的信息，如面部表情，但是却能和普通小孩一样，正确识别音乐中所表达的情绪。与悲伤音乐相比，自闭症儿童的脑岛和前额叶皮层在聆听快乐音乐时会表现出更大的神经活动。在自闭症儿童的教学中加入背景音乐，形成寓教于"乐"的形式，不仅能增加课堂的趣味性，也能促进其对情绪的体验和理解。

综上所述，传递喜悦情绪的音乐在音乐治疗中起了积极的作用。它通过引发愉悦和放松的感觉、提供动力和激励、促进社交互动和情感联结、帮助情绪表达和情感释放等方式，对个体的情绪和心理健康产生积极的影响。对音乐治疗师来说，选择合适的喜悦的音乐，并将其融入治疗的过程中，可以更好地帮助个体达到情绪调节、心理康复和身心平衡的目标。

# 第二节  悲伤与音乐

悲伤的情绪在日常生活中时有发生，甚至在紧张的生活节奏中成为人类心理健康的一大威胁。在悲伤情绪笼罩下无法释放，会让人身心压抑，长此以往会导致抑郁症、心血管疾病的出现，甚至诱发癌症，是人人避之不及的负面情绪。聆听音乐是生活中最常见的舒缓悲伤情绪的方法，除了欣赏优美和喜悦的音乐类型外，也有很多音乐爱好者会选择"以毒攻毒"的方式——聆听悲伤的音乐，逐渐形成了著名的"悲乐效应"。悲乐效应，是指悲伤的音乐除了激发悲伤情绪外，还会诱导出包括浪漫、怀旧等在内的复杂情绪，从而起到对情绪的舒缓作用。

相对喜悦类型的音乐给人直观且积极的情绪体验，聆听悲伤类型的音乐对人情绪的诱发会更加复杂。从表面来看，不可否认的是，悲伤类型的音乐在一定程度上会诱发听者悲伤的情绪，但很多音乐心理方向的研究证明，悲伤情绪的音乐也会起到产生积极情绪的作用。

2014 年，德国心理学家塔路费和科尔什在网络科学杂志 Plos one 上发表了一篇名为《悲伤音乐的矛盾效应：一篇网络调查研究》（"The paradox of music-evoked sadness：an online survey"）的文章。该文的研究主题是为什么有大量的人群喜欢听悲伤情绪的音乐。研究过程中，两位专家询问了 772 位有着不同文化和教育背景，来自不同年龄段和社会阶层的实验参与者，实验的内容是想了解受试者对悲伤情绪音乐的感受，这一主观实验结果总结发现，受试者在聆听悲伤情绪音乐时感受最多的不是忧郁和悲伤的情绪，而是多种复杂但产生积极作用的情绪体验。

首先是怀旧的情绪，实验证明，悲伤情绪音乐对怀旧记忆有着明显的诱发作用。在聆听悲伤情绪音乐时，人们往往会回忆起此前生活过往中某些难忘且有影响力的事情，借由回忆的过程或更多回忆的叠加，舒缓、祥和的情绪得以诱发和强化，从而缓解悲伤情绪。人们对自己身份的认同往往建立在过去的生活和经验之上。对患有阿尔茨海默病的患者来说，他们的记忆功能受到严重损害，尤其是自传体记忆。当阿尔茨海默病患者无法回忆起自己是谁、曾经做过什么、去过哪里时，将会导致其自我认同感下降，使幸福感降低。在一项研究中，实验人员试图通过照片和音乐唤起老年人的自传体记忆，结果发现，音乐相比照片更能唤起患者的记忆，且在音乐唤醒的记忆中，包含更多的积极情感。

其次是悲伤情绪音乐，可以触发人们的同理心、同情心，促进人与人互相关心和理解，达到"共情"的作用。"共情"是我们理解和感受其他个体所经历的事件的心理过程。悲伤情绪音乐会让听者意识到自己并不是世界上唯一悲伤的个体。人们会以音乐作为社交载体，通过音乐分担其他人所产生的痛苦。在这个过程中，人们会因为同理心的作用，在体会他人痛苦的同时，对自身起到激励和积极的作用。

还有受试者表达，悲伤情绪音乐在某种程度上更能起到安慰和陪伴的作用。当人们感觉情绪低落或孤独无助时，会更倾向于频繁地倾听悲伤情绪音乐。在音乐情绪的带动下，悲伤情绪音乐可以提供听者情绪的支持和移情，帮助倾听者应对悲伤的情绪，并逐渐从情绪中走出，专注于音乐中的美感。

另外，在其他个体聆听悲伤情绪音乐的实验中，科学家也发现了音乐对人体内部激素分泌的微妙作用。有实验表明，聆听悲伤情绪音乐时积极情绪的诱发与人体内催乳素（Prolactin）的分泌有关。催乳素是一种可以让人的情绪稳定和产生放松感受的肽类激素，所以当人处在悲伤情绪的状态之下，聆听悲伤情绪音乐后所产生的催乳素会平复人的悲伤体验，甚至还可以产生愉悦和放松的体验。这和聆听喜悦情绪音乐时，人体会释放多巴胺，从而促进积极情绪的方式一样，悲伤情绪音乐会诱导大脑采取补偿机制，释放催乳素来让情绪趋于正常。

总的来说，悲伤情绪的音乐在音乐治疗中具有重要的意义和影响。它可以帮助个体表达和释放悲伤情绪，促进情感的共鸣和处理，引导个体进行自我反省和思考，促进情感教育和心理康复。

（冯赫）

# 第三节  恐惧与音乐

恐惧，是一种复杂的情绪，是面对潜在或正在发生危险时人们进行自我保护的一种应激反应。恐惧产生之源是个体对危险的想象，这种想象还会伴随着慌张、警觉、肾上腺素分泌、盗汗、颤抖、心跳加快等心理和生理反应。

一项针对羽调音乐对大学生恐惧影响的研究发现，听羽调音乐相比安静休息更能促进恐惧情绪的恢复。羽调音乐治疗时，可以通过生物反馈仪检测出人体 Alpha 波、Beta 波的上升，皮肤电阻、呼吸频率、肌电、心率相对下降，引起血容波幅、指温更大的上升。因此，听羽调音乐比安静休息更能缓解恐惧情绪，改善脑电指标，降低交感神经系统的兴奋性，提高副交感神经的功能，且提升个体愉快和平静等正性情绪体验和认知。[1]

音乐也常被用来缓解与恐惧相关的心理障碍。分娩恐惧是最常见的孕晚期心理，产前分娩恐惧对产时、产后有深远的影响。有研究将音乐分娩运用于产前健康教育以缓解孕晚期妇女的负性情绪，结果发现，音乐分娩能够有效降低孕晚期分娩的恐惧情绪。[2] 对于牙科恐惧症患者而言，大多是害怕治疗过程或者某一阶段的治疗内容，比如有的患者会害怕电钻清洁器清洁牙齿的声音，当患者听到这种声音时心中会产生恐惧。通过运用音乐引导患者将这种声音想象成别的物体发出的声音，能够减少其抵触心理，提高治疗效率。[3]

# 第四节  压力与音乐

压力，通常表现为生理唤醒和情绪反应。最常见的生理唤醒为心率加快和血压上升，情绪反应则表现为担心、焦虑和紧张。高压力水平已被证明与许多身体和情感问题密切相关，如心血管疾病、慢性疼痛、焦虑症、抑郁症、倦怠和成瘾。[4]

---

① 王金芳：《羽调和徵调对恐惧和悲伤情绪减缓作用的研究》，载《南京医科大学校刊》，2009 年。

② 胡颖、周明芳、范尧等：《音乐分娩产前培训对孕晚期妇女分娩恐惧及自我效能的影响》，载《护理管理杂志》2021 年第 6 期，第 6 页。

③ 牛焕樟、曲宁：《牙科恐惧症与音乐治疗干预研究》，载《中华养生保健》2021 年第 2 期，第 2 页。

④ CASEY G. Stress and Disease. *Kai Tiaki Nursing New Zealand*, 2017, 23（6）: 20–24.

一篇探究音乐对于压力缓解作用的元分析①提到，无论是现场音乐或录制音乐，无论是由受试者自己选择的或是治疗师提前选择的音乐，无论音乐是否有歌词，都能显著缓解受试者的压力水平。而当音乐节奏在 60～80 bpm 时对压力改善的效果最佳。60～80 bpm 的音乐节奏，和人体静息态时的心率相似，这类音乐通常被应用于瑜伽、冥想或太极等活动。因此，这种节奏的音乐通过调节人的呼吸速率和心率使其达到放松的状态。

目前，对于焦虑的传统治疗方式（如药物和心理咨询）并不适用于所有焦虑症患者，比如一部分患者在服用药物后会出现副作用，而心理咨询费用又偏高，降低了他们治疗的依从性。科学家在一项研究中发现，音乐治疗能作为药物治疗的一种替代方式，甚至能产生比药物更好的治疗效果。有研究将有轻度焦虑症的病患参与者分为两组，一组服用抗焦虑的药物，另一组听舒缓情绪的慢速音乐。结果表明，听音乐的患者会比服用抗焦虑药物的患者有更低的焦虑水平和更低的皮质醇指标（皮质醇是人体处在精神压力下维持血压稳定和血糖稳定的重要物质，通常情况下，压力的叠加会使皮质醇的指标快速升高）。

音乐也逐渐作为药剂良方走进外科手术。在术前或术中给予患者喜欢的音乐，能够显著缓解其焦虑水平，减少术中麻醉剂量的使用，减轻术后疼痛和提高患者满意度。② 因此，将音乐治疗作为癌症手术的一种补充，有助于以安全、有效、省时和愉快的方式管理术前焦虑。

## 第五节　抑郁与音乐

音乐对于抑郁情绪的缓解，形式丰富多样，受益人群广泛。一项调查显示，82％的抑郁症患者认为听音乐是一种有效的治疗措施。③ 特别是对于重度抑郁症患者来说，音乐治疗对他们来说是一种耐受性好、可行性高、退出率低的无创干预方法。④

---

①　DE WITTE M，SPRUIT A，VAN HOOREN S，et al. Effects of music interventions on stress-related outcomes：a systematic review and two meta-analyses. *Health Psychology Review*，2020，14（2）：294－324.

②　HOLE J，HIRSCH M，BALL E，et al. Music as an aid for postoperative recovery in adults：a systematic review and meta-analysis. *The Lancet*，2015，386（10004）：1659－1671.

③　HOLZINGER A，MATSCHINGER H，ANGERMEYER M. What to do about depression？Self-help recommendations of the public. *International Journal of Social Psychiatry*，2012，58（4）：343－349.

④　VAN ASSCHE E，DE BACKER J，VERMOTE R. Music therapy and depression. *Tijdschrift voor Psychiatrie*，2015，57（11）：823－829.

研究发现，听音乐能够激活认知控制和监测区域，具体表现为前扣带皮层、眶额叶皮层和外侧前额叶皮层激活的增加，并抑制杏仁核的活动，① 这与情绪调节过程的激活模式一致。近期一项针对青少年抑郁症患者的研究表明，在接受了 12 次单疗程的音乐治疗后，患者的抑郁症状显著降低，情绪调节能力也得到明显改善。②

根据老年人基于音乐的情绪调节理论（music-based emotion regulation），音乐对于情绪调节能力的改善可能与转移个人对负面事件的注意力有关。③ 音乐治疗师每周提供大于 60 分钟的音乐治疗能够有效改善老年人的抑郁状态。在治疗资源有限的情况下，每周给老年人听他们自己喜欢的音乐也能缓解其抑郁情绪。④ 面对子女的离家远游、身边朋友的相继离开，独居老人会产生强烈的孤独感和无助感。在老龄化背景下，音乐作为一种非侵入性的方式，也能为老年人提供一种更安全、更便捷和更经济的缓解抑郁情绪的方式。

消极情绪（如抑郁）往往与较低水平的自我效能或预期结果相关。他们认为自己无法做成某件事情、达成某项目标，⑤ 并产生挫败感。将为期 20 周的大合唱作为一项社会性活动，能够缓解中风后失语症患者的社会孤立感，改善其情绪状态，增加自信心。⑥ 这不仅能提升他们的生活质量和幸福感，也有利于身体功能的恢复。

（库逸轩、郑墨怡）

① CALLAN D E, TSYTSAREV V, HANAKAWA T, et al. Song and speech: brain regions involved with perception and covert production. *Neuroimage*, 2006, 31 (3): 1327 – 1342.

② GEIPEL J, KOENIG J, HILLECKE T K, et al. Short-term music therapy treatment for adolescents with depression: a pilot study. *The Arts in Psychotherapy*, 2022, 77: 101874.

③ JANG S, KUNDE L. A systematic review of music therapy interventions used to address emotional needs of older adults. *The Arts in Psychotherapy*, 2021 (76): 101842.

④ DHIPPAYOM T, SAENSOOK T, PROMKHATJA N, et al. Comparative effects of music interventions on depression in older adults: a systematic review and network meta-analysis. *E Clinical Medicine*, 2022 (50): 101509.

⑤ BANDURA A, FREEMAN W H, LIGHTSEY R. Self-efficacy: the exercise of control. *Journal of Cognitive Psychotherapy*, 1999, 604 (2): 158 – 166.

⑥ MUKHERJEE D, LEVIN R L, HELLER W. The cognitive, emotional, and social sequelae of stroke: psychological and ethical concerns in post-stroke adaptation. *Topics in Stroke Rehabilitation*, 2006, 13 (4): 26 – 35.

# 第六节　古典音乐的情绪色彩

法国著名文学家维克多·雨果（Victor Hugo）曾说："音乐是有思维的声音。"音乐其实和语言一样，有其自身的构成元素，可分为调性、节奏、旋律、速度等。在欣赏音乐的过程中，我们发现音乐更大的价值在于它对人类情绪的诱发，其中，音乐的调性起到了重要的作用。调性好比音乐的情绪，在聆听不同调性的音乐时，我们可以获得截然不同的情绪体验。例如，在历年的维也纳新年音乐会临近结束时，指挥家都会依照惯例奏响老约翰·施特劳斯的《拉德茨基进行曲》，这部作品会让观众喜悦和激动的情绪在心头洋溢，并以明快有力的节奏与乐队击掌配合；而当我们听到电影《辛德勒名单》主题曲中的小提琴独奏旋律时，悲伤的情绪油然而生。举例中的两种不同情绪变化不是偶然，而是音乐中不同的调性所导致的，分析不同音乐的调性特点、探讨音乐调性变化与情绪反应之间的关系，是我们认识音乐诱发情绪机制的重要途径。

在西方音乐中调式是指在不同音乐文化背景中特有的基本音乐创作格式。调性规定了为旋律发展需要围绕主音而进行，西洋大小调中Ⅰ级（主音）、Ⅲ级（中音）、Ⅴ级（属音）起着支柱作用，并给人稳定感，叫作稳定音级。其中，Ⅰ级（主音）最稳定，调中的非主音会根据自身与主音、和声距离等，形成不同的运动模式，创造出不同的听觉倾向性的特征。

调性是古典音乐、浪漫主义音乐创作的核心支柱，这个时期的作曲家的创作原则，都围绕调性作为创作的出发点进行分析和解读。调性体系可分为大调和小调两个基本类别，而根据主音的不同，我们通常可以将它们分为二十四个不同的大小调。根据研究表明，就非音乐专业类人群进行聆听大调和小调音乐的对比中，测试对象会产生带有区别性的情绪体验和变化。根据实验数据概括来说，大调音乐通常更能唤起人的积极情绪，小调音乐则容易产生相反的情绪。经过对调性的整理和听感分析，我们可以根据表4-1体现出不同西方大小调中音乐表达不同情绪的特点，并列举不同大小调性的有代表性的古典音乐作品。

表4-1　西洋大小调音乐表达情绪的特点综述

| 调名 | 情绪特点 | 代表作品 |
| --- | --- | --- |
| C大调 | 纯粹、天真、一尘不染，听感最为纯净的调性 | ［德］约翰·塞巴斯蒂安·巴赫《C大调第三号大提琴无伴奏组曲前奏曲》，作品号BWV1009 |
| a小调 | 淡淡的忧伤，惆怅的、些许忧郁的调性 | ［波］弗雷德里克·肖邦《a小调圆舞曲》 |

（续上表）

| 调名 | 情绪特点 | 代表作品 |
|---|---|---|
| G大调 | 进行曲调式，激动、兴奋和光彩，十分的活跃，充满着动力调性 | ［奥地利］沃尔夫冈·阿玛多伊斯·莫扎特《G大调弦乐小夜曲》第一乐章 |
| e小调 | 能带给人不寻常的感觉，作品体现悲伤的调性 | ［捷］安东·利奥波德·德沃夏克《e小调斯拉夫舞曲》 |
| F大调 | 明朗而欢快，活泼而风趣，伴随着诙谐，戏谑中时常蕴含着隐隐的悲伤和黯淡的大调调性 | ［德］约翰内斯·勃拉姆斯《F大调第三交响曲》第一乐章 |
| d小调 | 阴郁哀伤的小调，让人陷入沉思和往事的回忆 | ［芬］让·西贝柳斯《d小调小提琴协奏曲》第一乐章 |
| D大调 | 最具透明而光亮的色彩，音响最纯净，带给听众如冬日里阳光般温暖的调性 | ［俄］彼得·伊里奇·柴可夫斯基《D大调小提琴协奏曲》第一乐章 |
| b小调 | 带有重量感的小调，庄严的英雄气概的小调，肃穆和略显压抑的调性 | ［捷］安东·利奥波德·德沃夏克《b小调大提琴协奏曲》第一乐章 |
| 降B大调 | 如果说D大调是照在身上的暖阳，一扫冬日的阴霾，那么，降B大调就是心中的一阵暖流，给予我们复苏的力量的调性 | ［德］约翰内斯·勃拉姆斯《降B大调弦乐六重奏》，作品18号 |
| g小调 | 典型的悲伤色调小调，忧郁和阴沉的调性 | ［俄］彼得·伊里奇·柴可夫斯基《六月（船歌）·四季》 |
| A大调 | 生机勃勃的景象，灿烂的阳光普照大地，身边充满着明媚的阳光的调性 | ［奥地利］弗朗茨·舒伯特《A大调钢琴五重奏：鳟鱼（D667）》第四乐章 |
| 升f小调 | 体现在绝望中的奋进，让人有在悲痛中崛起的力量的调性 | ［俄］谢尔盖·拉赫马尼诺夫《第一钢琴协奏曲》第一乐章 |
| 降E大调 | 明净而充满温馨，令人感觉从容、舒缓，如微风拂过脸庞，躺在青草地上舒展身心的调性 | ［波］弗雷德里克·肖邦《降E大调夜曲》，作品号9号，第二首 |

（续上表）

| 调名 | 情绪特点 | 代表作品 |
|---|---|---|
| c 小调 | 通常在忧郁中伴随着庄严，是对心中渴望的倾诉，充满力量的调性 | ［德］路德维希·凡·贝多芬《第五交响曲"命运"》，作品号 67，第一乐章 |
| E 大调 | 清新的大调，恬静的田园风情伴随着闲情雅致的调性 | ［意］安东尼奥·维瓦尔第《四季》E 大调小提琴第一协奏曲《春》第一乐章 |
| 升 c 小调 | 悲愤之情溢于言表，带着痛苦的哀鸣，对生的向往和对死亡不屈服的调性 | ［波］弗雷德里克·肖邦《升 c 小调夜曲》 |
| 降 A 大调 | 慢速曲风，表达无处安放的眷恋与不舍，快速则雄浑、威武 | ［波］弗雷德里克·肖邦"降 A 大调第六号波兰舞曲"《英雄》 |
| f 小调 | 感情有深度的调性，悲怆的，无比沉重、悲壮，最具悲剧性的调性 | ［捷］安东·利奥波德·德沃夏克《f 小调浪漫曲》，作品号 11 |
| 降 D 大调 | 平静，内心的安宁和毫无波澜的海面，令人产生慰藉 | ［匈］弗朗茨·李斯特《第三号安慰曲》 |
| 降 b 小调 | 神秘且绝望的调性，含有虔诚的忏悔 | ［德］约翰·塞巴斯蒂安·巴赫《降 b 小调前奏曲与赋格》，作品号 BWV892 |
| B 大调 | 高贵典雅的大调，带着明亮的色彩 | ［奥地利］沃尔夫冈·阿玛多伊斯·莫扎特《第 33 号交响曲》作品号 KV319 |
| 升 g 小调 | 抒情而真挚，带着让人愉悦的优雅感 | ［俄］谢尔盖·拉赫马尼诺夫《升 g 小调钢琴前奏曲》，作品号 32，第 12 首 |
| 降 G 大调 | 温柔、轻柔的触摸，像春风拂面而过 | ［奥地利］弗朗茨·舒伯特《降 G 大调即兴曲》，作品号 899 |
| 降 e 小调 | 刻骨铭心的伤感和伤痛，无法磨灭的痛苦 | ［德］约翰内斯·勃拉姆斯《降 e 小调间奏曲》，作品号 118，第 6 首 |
| 升 F 大调 | 整体听感与降 G 大调相似，温润深沉的大调 | ［奥地利］古斯塔夫·马勒《升 F 大调第十交响曲》（未完成） |
| 升 d 小调 | 曲调中透出严肃而又充斥着痛苦，绝望和沮丧的调性 | ［捷］贝德叶赫·斯美塔那《升 d 小调第二弦乐四重奏》 |

当有了调性的划分作为情绪的"调色板"后，作曲家就变身为描绘音乐的画家，用自己的想法创造出不同音高所搭配出的旋律和控制音乐速度的节奏。在我们所聆听的音乐中，旋律的跳动引导音符的运动，节奏的快慢影响听者的心跳和呼吸频率，加上调性的约束，能被听觉系统带入大脑并接受，这种传输的方式与我们内心的情绪类似时，会引起相对应的情绪反应。这就是我们前面提到的《拉德茨基进行曲》（大调）和《辛德勒名单》主题曲（小调）能使我们得到完全不同情绪体验的原因。

## 第七节　喜悦情绪古典音乐的代表作品导聆

喜悦情绪音乐的创作通常选择大调调性，具备调性简明谐和、声音清晰响亮、音调高昂有活力、节奏明快流畅等基本特点。这一类型的音乐使人们产生振奋、轻松、喜悦等多种积极情绪的体验，带来情绪上的积极影响。通常作曲家也会在曲目中通过使用特定表情记号表示曲目的情绪特点，与喜悦情绪相关的表情记号如 Vivo（活泼的）、Vivace（充满活力的）、Animato（精神焕发的）、giocoso（愉快的）、leggiero（轻快的）con brio（生机勃勃的）等，我们能从字面的释义中直接地感受到曲目的积极情绪和风格。

我们从很多古典音乐作品中汲取喜悦情绪，例如，奥地利作曲家小约翰·施特劳斯所作的《春之声圆舞曲》，作曲家采用交响乐与女高音独唱的方式，用生动流畅的旋律表达了充沛的生命力、积极的和欣欣向荣的音乐美感。女高音的独唱歌词中写道："春天穿着魅力的衣裳，同我们在一起。我们沐浴着明媚的阳光，忘掉了恐惧和悲伤。在这晴朗的日子里，我们奔跑、欢笑、游玩……"轻巧明快的旋律与歌词，让人感受到春意盎然的气氛，更能够激发人们幸福、喜悦的情绪。

与维也纳施特劳斯家族音乐的喜悦相比，德国作曲家路德维西·凡·贝多芬则通过自己的理解，书写不同的喜悦。贝多芬的《第九交响曲》中的合唱《欢乐颂》是一首家喻户晓的名作，在交响乐中使用德国诗人席勒的诗篇《欢乐颂》作为歌词，更是交响乐创作历史的里程碑。席勒的诗篇中所传达的积极、向上的信念，与贝多芬的音乐再创造的结合，像无边无际的阳光一样，照耀在每一位聆听者的身心之中。最为经典的当数男中音独唱带领合唱队，唱起席勒的诗句："欢乐女神圣洁美丽，灿烂光芒照大地！我们之中充满热情，来到你的圣殿里！你的力量能使人们，消除一切分歧！在你的光辉照耀下面，四海之内皆成兄弟！"① 随着乐队和合唱队的加入，整个音乐的情绪也越发热烈起来，所

---

① 合唱歌词由邓映易译配。

有力量的凝聚达到了胜利的顶峰，欢乐的洪流一泻千里，听众会受到交响乐和合唱庞大力量的感染，产生万人欢腾喜悦的效果，获得强烈的情绪满足感。

喜悦情绪音乐同样可以让人体验平静和舒缓。例如，德国作曲家 J．S．巴赫的《大提琴无伴奏第一组曲前奏曲》，经常被认为是巴赫的"音乐自画像"。巴赫用 G 大调和谐且有光芒的和声开篇，用流畅润泽的十六分音符和大提琴柔美低沉的声线，将潺潺溪流的听感娓娓道来，宁静而舒缓；而在前奏曲第二部分用和声变化的方式，从安静中不断累积和铺垫，描绘了河流汇入大海的壮丽场景。虽然是大提琴的独奏，整个音乐形象却宽广而澎湃。听众感受着旋律的流淌，同时也感受到音乐如同河流在心间涌动，得到音乐感受上的享受和升华。

我们以弗朗茨·舒伯特的 A 大调五重奏 D667《鳟鱼》第四乐章为例，结合谱例来详细地介绍并分析一部具有代表性的喜悦情绪音乐在乐曲创作上的特点。

弗朗茨·舒伯特（Franz Schubert，1797—1828 年）是著名的奥地利浪漫派作曲家。他一生中并未接受过正统的音乐训练。在他学习音乐的最初阶段，除了他的父亲为他传授了有限的音乐知识以外，他有着异于常人的音乐天赋。11 岁的舒伯特凭借一副优美的童声嗓音，遴选加入了皇家教堂的童声合唱团，并在这段时光中了解了更多前辈大师的作品。舒伯特最正统的音乐教育来自当时的音乐大家安东尼奥·萨列里。只可惜学习的时间并不长久，他始终辗转于学习写作和教课维生之中。

舒伯特短暂的一生中（他去世时年仅 31 岁）极为高产。他创作了 600 余首歌曲、19 部舞台作品、10 部交响乐（2 部为未完成的草稿）、19 首弦乐四重奏、22 首钢琴奏鸣曲等许多优秀的室内乐作品。

艺术歌曲是他最主要的创作形式和内容。他将自己最精髓的灵感和浪漫主义笔触都淋漓尽致地发挥在艺术歌曲这一精练的创作形式中。舒伯特的交响乐创作传达了古典主义风格的传统，室内乐则兼具古典时期音乐的规整和谐和浪漫主义的华丽细腻，而他的艺术歌曲则体现了极致的浪漫主义风格，用充满细腻内涵的抒情和更多和声的尝试，书写了自己的独特篇章。他的 A 大调五重奏《鳟鱼》也是由他的艺术歌曲改编，成了脍炙人口的室内乐作品（见谱例 4－1）。

1819 年，22 岁的舒伯特跟随他的歌手朋友福格尔（Johann Michael Vogl）四处游唱旅行，舒伯特所创作的许多艺术歌曲作品得到了福格尔的欣赏和大力支持。在旅行途中，他在各种场合都尽可能演唱舒伯特创作的艺术歌曲。这样的努力得到了当时一位贵族的赏识，并鼓励舒伯特创作一首钢琴五重奏，主题素材就是舒伯特的艺术歌曲《鳟鱼》。

【谱例 4 - 1】

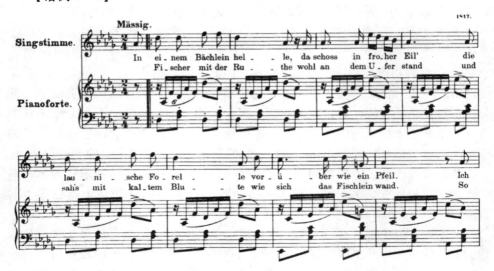

这部钢琴五重奏作品代表着舒伯特典型的创作特点和创新性，成了他创作的室内乐作品中最有影响力的作品之一。舒伯特采用了不太寻常的钢琴五重奏乐器配置，在钢琴、小提琴、中提琴和大提琴的基础上加入了音域更为低沉的低音提琴。虽然这部作品中低音提琴并没有添加乐器本身的个性旋律和复杂技术，但宽厚的声部配置尝试和延伸到更低音区的安排起到了意想不到的效果，使作品更具交响乐的音域内涵和层次。室内乐版《鳟鱼》中主题元素见谱例 4 - 2。

【谱例 4 - 2】

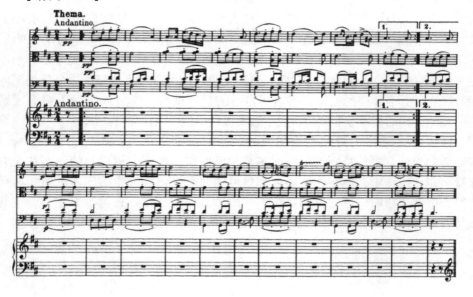

作品的第四乐章采用了艺术歌曲《鳟鱼》为主题旋律，并以此为延伸创作了六首变奏曲。主题的旋律引人入胜，由小提琴主奏，其他弦乐声部进行简单的伴奏，用音乐形象生动地谱写了一条游游停停、自在从容的小鳟鱼在水中觅食、嬉戏和巡游，正如艺术歌曲《鳟鱼》的歌词中所写的一样："In einem Baechlein helle, da schoss in froher Eil,（明亮的小河里面，有一条小鳟鱼）die launische Forelle, vorueber wie ein Pfeil,（快活地游来游去，像箭儿一样）Ich stand an dem Gestade und sah in suesser Ruh,（我站在小河岸上，静静地朝它望）des muntern Fischleins Bade im klaren Baechlein zu…（在清清的河水里面，它游得多欢畅）des muntern Fischleins Bade im klaren Baechlein zu.（在清清的河水里面，它游得多欢畅……）"

舒伯特在主题之后加入了六首风格各异的变奏曲，[①] 可以说是整部作品中的神来之笔。在主题中，舒伯特让钢琴"隐藏"了起来，而在第一变奏中，独具质感的钢琴独奏段落为音乐增加了新鲜感，弦乐则与之为伴。我们可以在钢琴旋律声部之外，听到小提琴和中提琴交替清新流动的装饰音型，犹如小河中轻轻泛起的涟漪，也有低音提琴诙谐而低沉的拨奏，整个第一变奏的音乐织体富有层次感，又同样的欢愉清澈。（见谱例4-3）

【谱例4-3】

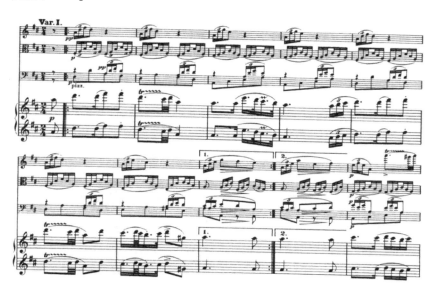

第二变奏曲中，高音区的担当小提琴再次脱颖而出，用规整的快节奏三连音演奏华丽的旋律，而真正的主题则交给了中提琴和大提琴在中音声部娓娓道

---

① 变奏曲是指主题及系列变化，并按照统一的艺术构思而组成的乐曲。

来，好像两位长者安静地听一位热情洋溢的年轻人倾诉自己，压低了声音慢慢附和。（见谱例4-4）

【谱例4-4】

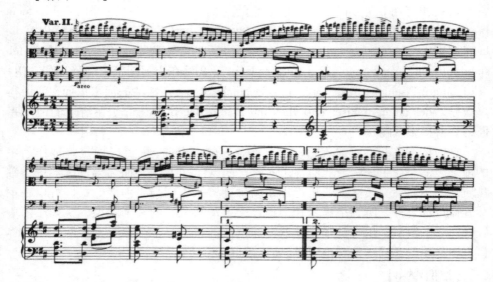

第三变奏曲中，舒伯特做出了更强的声音对比，弦乐的主角切换为低音区的大提琴和低音提琴。两件低音乐器交替演奏，虽然音区低沉，但并不会给人压抑的听感，反倒在钢琴伶俐的音阶跑动中，更凸显了一丝风趣幽默，音乐如淙淙溪流的静与动，充满自然气息之美。（见谱例4-5）

【谱例4-5】

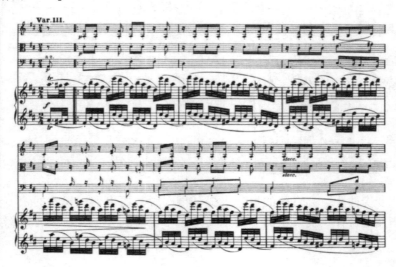

　　第四变奏曲的开端，曲风突变，一连串狂暴的小调调性的强音打破了自然和谐的美妙，代表着愚蠢、粗鲁的渔夫出场，他动作拙劣却又想方设法地要抓到溪水中的小鳟鱼。（见谱例4－6）

【谱例4－6】

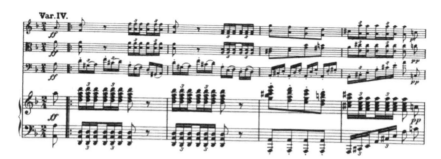

　　而小提琴继续大调调性轻巧音型的演奏，对应着机敏的小鳟鱼在溪水中灵巧躲避，同时乐观兴奋地歌唱。这段变奏曲中暴躁的小调强奏和小提琴的大调轻奏交替进行，会让听者产生非常生动的画面感，来回切换着渔夫和鳟鱼的视角。（见谱例4－7）

【谱例4－7】

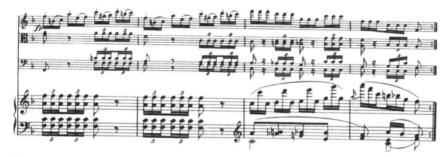

　　第五变奏曲的主角是大提琴。大提琴用附点的节奏慢慢讲述，充分展示了其本身浑厚优美的音色，是第四变奏曲强烈混乱的平静收场。（见谱例4－8）

【谱例 4-8】

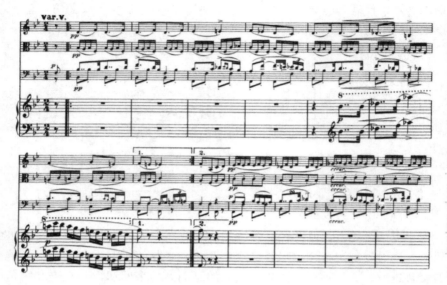

在各件乐器各显神通后，乐章进入了第六变奏曲。熟悉的主题旋律重新登场，由小提琴主奏，大提琴则有序接入，随后两件乐器交替演奏，钢琴则弹奏艺术歌曲中的伴奏音型，一切重归平静，我们能在音乐中感觉到溪流中的水花和波纹，小鳟鱼依然在水中自由穿梭，伴随溪流在甜美的大调旋律中远去。(见谱例 4-9)

【谱例 4-9】

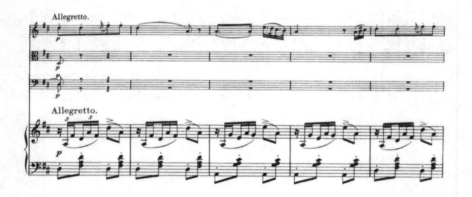

尽管舒伯特的一生短暂而困苦，但他的音乐却充满乐观、喜悦、生机和热爱。他富有想象力的旋律与和声为他的音乐创造了很多富有光彩和诗意的时刻。

# 第八节　悲伤情绪古典音乐的代表作品导聆

悲伤情绪音乐的创作通常选择小调调性，旋律更加迂回婉转，速度通常偏中慢速，让听者产生忧愁、感伤的悲悯之情，又有回忆、浪漫的温暖希望。

作曲家通常会在创作中用有悲伤意味的音乐术语来提示演奏者情绪的把控，常见的词汇有 lamentoso（悲戚的）、elegiaco（哀悼的）、doloroso（悲痛的）、dolente（悲哀的）、sentimento（多愁善感的）等。其中，我们不难发现，与喜悦情绪音乐相比，悲伤情绪音乐更为间接、细致、复杂和深入。

在古典音乐中有大量直抒胸臆的伤感音乐，如奥地利作曲家 W·A·莫扎特《安魂曲》中的《痛哭落泪之日》（*Lacrimosa dies illa*）就是其中的代表性作品。这是莫扎特临终前的遗作，在写到《痛哭落泪之日》时，病痛缠身的莫扎特甚至无法自己谱曲，只能依靠口述的方式由学生苏斯迈尔代笔。在作品开篇，阴沉缓慢的弦乐序奏引出合唱的咏诵，曲调中透出无尽的沉痛与伤感，贯穿全曲。这部让作曲家自己也为之落泪的作品，彷佛能让我们和生命最后时刻的莫扎特心灵交汇，体验到那份心中的悲伤和压抑。

同时，也有很多作品表达了悲伤中保持积极向上的主题。即使作曲家在表达悲伤的情绪，也会在乐曲的写作中加入调性和写法的变化，让音乐在变化中更加丰富，让听者聆听伤感之余也能受到激励，战胜眼前的困难，走向光明。这正是悲伤情绪音乐的复杂性和魅力所在。例如，美国作曲家萨缪尔·巴伯所创作的《弦乐柔板》（*Adagio for Strings*），曾经在英国广播公司的《今日》栏目的听众投票中，被选评为古典音乐的悲伤之最，而这部作品之所以被广为流传且奉为经典，在于悲伤的旋律中所传递的温暖和信念。《弦乐柔板》与莫扎特的《痛哭落泪之日》有着相同的音乐情绪，自始至终都沉浸在难以释怀的悲哀当中。弦乐队的各个声部在全曲开篇的十几秒奏出来自远方的安静朦胧的音色，用简洁的三级音开始，在规则的节奏中一步一步慢慢升高和累计，奠定了《弦乐柔板》的情绪基调。每一个乐句的开始都由不同的乐器引领，再由其他声部贴入和堆叠，形成不同的情绪变化。我们可以感受到在这个漫长的过程中，音乐的情绪逐渐升温、增强，像一个不断进取的攀登者在突破艰难和困苦，不断向上攀爬，一直持续到中段，这股"攀登之力"汇聚成了一个持续并且强劲的高音。它像一束强光一般，一扫此前旋律中的阴霾，充满力量和光明。强音过后，音乐进入了一段沉寂，在肃穆的气氛中逐渐平静下来，慢慢回归到开篇的低沉和哀伤，最后渐行渐远为作品画上句号。不同于《痛哭落泪之日》，《弦乐柔板》的旋律线条更为悠长，情绪跨度更加明显，从开篇安静的积累到高潮的倾斜又到尾声的沉寂，让听者在聆听过程中慢慢地扫除心中的积郁，情绪也随着音乐的进行趋于平静。

下面我们同样以约翰内斯·勃拉姆斯《第三交响曲》第三乐章为例，用谱例来详细地介绍、分析带有丰富细致情绪变化的悲伤情绪音乐的创作思考和特点。

约翰内斯·勃拉姆斯（Johannes Brahms，1833—1897年），出生于汉堡，德国浪漫主义作曲家。1853年在小提琴家约阿希姆的推荐下师从舒曼，在舒曼的推介下年少成名，被称为"能完美表达这个时代的晚辈"。在64年的人生中，勃拉姆斯并不高产，但每部作品都精雕细琢，且创作面广。他是一位为古典曲式带来新生机的浪漫主义作曲家。在德国音乐史上，他与巴赫、贝多芬并称"3B"。

勃拉姆斯在1883年完成了《F大调第三交响曲》，这部作品是他所创作的最短的交响曲（演奏时长约40分钟），四个乐章之间主题的相互关联，加之非常丰富的大小调对比，使整首交响曲特征明确。精练而清楚的配器方式也体现了勃拉姆斯创作的精良和细致。而在乐章安排上他也有自己的独到之处，正如《第三交响曲》的第三乐章一样。

19世纪交响曲的特点体现在第三乐章安排快速的谐谑曲形式，而勃拉姆斯却选择在慢乐章和终章之间加入了一段有悲伤韵味、气质抒情的小快板（poco allegretto）乐章，调性也变成c小调。勃拉姆斯在该乐章中通过缩小乐队的规模，在本乐章不使用首位乐章中所使用的小号、长号、低音大管和定音鼓，来增进各木管声部和弦乐声部声音的融合。虽然音乐是浪漫主义风格，但在这个乐章中勃拉姆斯对于古典时期传统的坚持依然显而易见——三拍子、三部曲式和在中段的转调方式，这些特点还保持了古典交响曲第三乐章的明显特征。

第三乐章中最令人印象深刻的是开始充满悲伤情绪的主旋律，它是勃拉姆斯最感人的旋律之一。勃拉姆斯使用"长—短—长"三音附点节奏动机，在力度的起伏中制造出忧伤而渴望的情绪。乐章由弱起小节开始，旋律线条在弱拍时向上进行，强拍上则下行。在整个乐章的创作中，勃拉姆斯使用了多种不同的音色，随着主奏乐器的变化切换，持续升高地不断呈现着主旋律。乐章可分为A和B两个大的段落。在A段的开头部分，主旋律由大提琴演奏，勃拉姆斯同时应用了两个看似矛盾的音乐术语mezzo voce（半音量）和espressivo（充满表现力的），让演奏者饱含激情地轻奏，使乐章的开始营造了一种难以言表的悲伤情愫。（见谱例4－10）

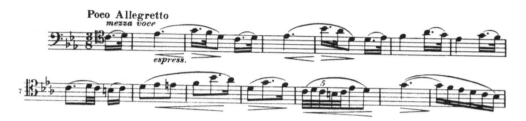

【谱例 4 - 10】第三乐章大提琴片段

接下来，旋律依次交由小提琴，在间奏以后再传递给长笛；在再现段落部分，勃拉姆斯再次调整了主旋律的配器方式，由圆号、双簧管演奏，在乐章最后的高潮段落，重新回到小提琴。勃拉姆斯利用了这样的方法，让同样的旋律从听感上增加了更多的层次和多样性。

中间部分 B 段的音乐调性由小调转为大调，音乐情绪也由悲伤凝重转为温暖、亲切。段落开始由长笛和双簧管演奏轻巧摇曳的圆舞曲旋律，大提琴声部用短促的切分断奏音型伴奏。（见谱例 4 - 11）

【谱例 4 - 11】第三乐章木管声部旋律片段

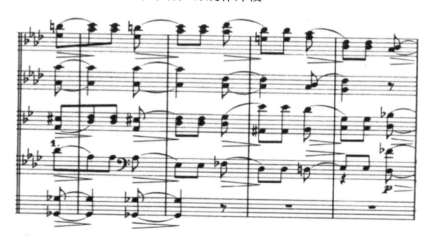

在圆舞曲之后，勃拉姆斯用弦乐引导出一段新旋律，让整个乐段的情绪和音色形成了新的变化和对比。在这段八个小节构成的新旋律中，勃拉姆斯使用了明显的力度对比，弦乐声部由第一小提琴引领，用很弱的音量（pp）安静地接入后迅速渐强到强力度（f），从让人放松的圆舞曲元素再次拉回到婉转的内心独白，深厚的情感随着力度的变化呼之欲出，又马上平静下来，重新随着木管声部翩翩起舞。（见谱例 4 - 12）

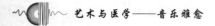 

【谱例4－12】 第三乐章第一小提琴声部旋律片段

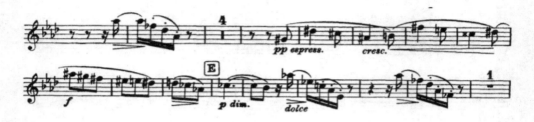

中间段落所描绘的两个不同的情绪，像是群像外在和个人内心的相互呼应。在内心旋律再次趋于安静以后，勃拉姆斯用木管声部的三次向上的递进（见谱例4－13），营造了一种不确定的反问语气作为过渡，将中间段落和再现部分连接起来。

【谱例4－13】 木管声部的三次递进

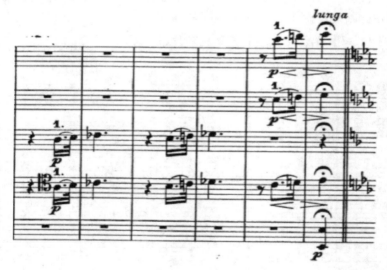

重新回到小调主题，勃拉姆斯重新安排了配器方式，用圆号、双簧管依次演奏主旋律，以不同的方式呈现悲伤而唯美的主旋律。在音乐慢慢地步入尾声时，勃拉姆斯让乐队中的所有高音主奏声部共同完成了一个从极弱开始快速渐强的乐句，犹如迷雾中的曙光、悲伤中的希望，却在演奏最热烈的时候迅速回撤，整个乐章在管乐的长音和弦乐的拨奏中，以 c 小调的主和弦结束。（见谱例4－14）

【谱例 4 – 14】 乐章尾声阶段

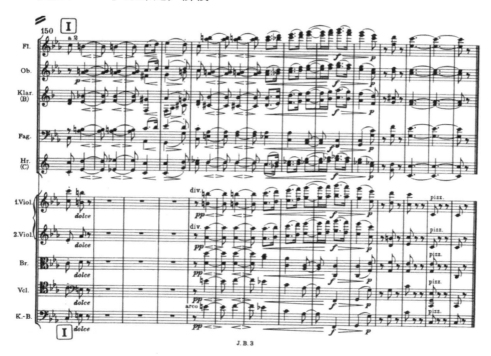

勃拉姆斯的创作多以典型的长乐句为主，音乐情感丰富而内敛，叙事性强，有着非常鲜明的个人风格，这其中最具代表性的就是勃拉姆斯式的抒情和音色圆润的配器（大提琴、圆号、单簧管的使用），即使在悲伤的旋律中，也会给听者带来温暖和治愈。

（冯赫）

# 第五章　音乐与康复学科

## 第一节　康复学科基本概念和发展

### 一、概述

康复学科是研究疾病与功能、残疾与健康之间的关系和发展规律的医学科学领域。以医学及各种促进功能的技术为手段，针对患者和各类伴有不同程度功能障碍的人群，消除疾病和减轻残疾带来的各种功能障碍，最大限度地改善患者及有关人群独立能力和生存质量，帮助其重返社会。主要涉及解剖学、生理学、神经科学、生物力学、辅助技术、心理学、临床医学、运动医学、物理治疗、作业治疗、言语语言病理学，以及假肢矫形器学等，是现代医学的重要组成部分和新兴学科。

进入 21 世纪以来，随着社会、经济、文化、科学和技术的迅猛发展，医学模式向"生物—心理—社会"模式转变。康复医学作为现代医学的重要组成部分，与保健医学、预防医学、临床医学一起，构成完整的医学体系。

随着全球社会持续发展和卫生健康生态的变化，世界卫生组织在 2011《世界残疾报告》中将残疾（功能减弱、衰退或丧失）定义为人类健康状态的一部分。几乎每个人在生命的某一阶段都会出现暂时或永久的功能损伤。而康复医学的针对对象正是由后天损伤、疾病和老龄带来的功能障碍者或是有先天发育障碍的残疾者。功能障碍是指身体、精神和心理上不能发挥正常的功能，这些障碍可以是先天的或后天的、潜在的或现存的、暂时的或永久的、生理的或心理的，可以是与疾病共存或是疾病后遗症。就综合医院康复医学科来说，是指在康复医学理论指导下，应用功能测评、物理、作业、传统康复、言语、心理和康复工程等医学的诊断、治疗技术与相关临床科室密切协作，着重为病伤急性期和恢复早期的有关躯体或内脏器官功能障碍的患者，提供临床早期的康复医学专业诊疗服务，同时，也为其他有关疑难功能障碍的患者提供相应的后期康复医学诊疗服务，并为所在社区的残疾人康复工作提供康复医学培训和技术指导的临床科室。

## 二、康复学科的内容及架构

随着我国卫生健康体系的不断健全和发展，康复学科也在不断补短和完善，成为健康体系和医疗机构不可缺少的基本构成。学科在成长壮大，形成完整的医教研综合体，成了现代医学的重要领域，并在卫生健康和社会文明建设当中发挥积极作用。目前，大多数大学院校及附属医疗机构都配备康复医学科和康复医学教研室，部分建立了康复医院（中心）和康复医学院，以及能力各异的实验室等科研场地。

### （一）WHO 康复学科类目构成

2011 年，世界卫生组织在《世界残疾报告》中表述，康复大体分为三个类目，即康复医学、康复治疗学和辅助技术（国内称"康复工程及辅助技术"）。

康复医学通过对健康状况进行诊断和治疗，减少损伤、预防或治疗并发症来改善功能。以康复医学为专业的医生被称为物理医学康复医生或康复医生。随着康复工作不断地深入和展开，各专业领域的医学专家，如精神科医生、儿科医生、老年病学科医生、眼科医生、神经外科医生，以及骨科医生等都涉及康复领域，同样还有专业范围广泛的各种治疗师。在全球许多边远区域还没有康复医学专家，这方面的康复服务由所在机构的医生（如全科医生、社区医生）和基层医务工作者提供，如改善关节和肢体功能、疼痛管理、伤口愈合和心理社会健康等。

康复治疗致力于在人体生命各个阶段促进恢复和代偿损失的功能，预防或减缓功能丧失。治疗师和康复工作者包括作业治疗师、矫形支具师、物理治疗师、假肢制作师、心理医生、康复技术助理、社会工作者，以及言语语言病理学治疗师。随着康复需求增加和范围扩大，越来越多有针对性功能的专业人员加入这个领域，如呼吸治疗师、音乐治疗师、园艺治疗师等。

康复工程及辅助技术可用于增加、维持或改善功能障碍及残疾个体的功能，无论是购买的、改造的或定制的物件、装备、产品，在适合使用者及使用者的环境时，辅助技术已经被证明是增加独立性和改善参与能力的强大工具。辅助器具常见的有：拐杖、假肢、矫形器、轮椅和运动功能损伤者所用的三轮车；听力损伤者的助听器和人工耳蜗；视觉损伤者的白手杖、放大镜、视觉辅助器具、有声读物和放大阅读屏幕的软件；言语损伤者的交流板和语音合成器；认知功能损伤者所用的设备，包括带有符号图片的日历等。

近年来，现代科技在康复领域的转化应用迅速增加，如人工智能、外骨骼康复机器人、可穿戴设备、大数据、脑机接口、微型传感器和各种新型材料。

## （二）康复医学科建设及服务

各类机构内康复服务的可用性在各个国家和地区均有不同。医疗康复和治疗通常在疾病急性发作后由急诊治疗的医院提供。后续的医疗康复、治疗和辅助器具可由范围广泛的机构提供，如专科康复病房或医院、康复中心、住院的精神和疗养机构、短期护理中心、福利院、住校教育机构和军事驻扎机构、单专业或多专业行医机构（公立或私营）。长期康复由社区机构和配套，如初级医疗健康中心、学校、工作场所或家庭护理服务提供。我国康复医疗机构按三级综合医院的康复需求逐步建立，以国家卫生健康委员会有关的综合医院康复医学科建设及管理指南为目标构建并提供康复服务。

### 1. 康复医学科基本结构

康复医学科按不同类型医院划分，以三级医疗机构分级管理，以病人/健康为中心，逐步发展康复医疗专业服务。在综合医院是一级临床科室，基本结构如图 5-1 所示。

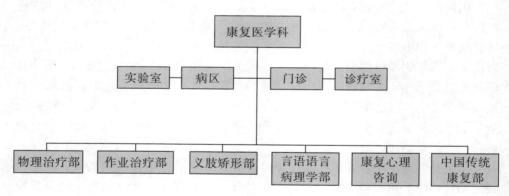

图 5-1　康复医学科基本结构

### 2. 专科康复

随着社会健康和医疗需求的增加，医疗机构不断健全，康复服务越来越普及，对专科康复服务水准要求越来越高，各专科康复建设和发展全面展开，逐步形成针对专科多重障碍的多专业康复医疗组合。目前，有神经（肌肉）康复、骨骼肌肉（骨科）康复、脊柱脊髓损伤（相关疾病）康复、心血管康复、呼吸及肺功能康复、内科器官康复、新生儿及儿童康复、疼痛康复、中西结合（传统）康复、运动医学康复、老年医学康复、妇产及盆底康复、性功能及生殖康复、肿瘤康复等。

在以往理疗和体疗常规诊疗项目的基础上，积极开展以重建和改善功能障碍为目的的医疗技术创新，如药物神经阻滞注射、局部组织镇痛注射、关节腔内注射、微创技术、药物疗法、功能重建手术、肌骨超声介导技术及电生理定位技术、脑机接口技术、神经假肢、微电极植入技术等。随着各专科康复治疗技术的不断发展，将会有更多研究技术转化应用，解决病后多重障碍的问题，满足未来医学发展需要。

康复治疗手段和措施有助于患者和残疾个体在与环境相互作用的过程中恢复或补偿功能，如预防功能的丧失，减缓功能丧失的速度，提高或重建功能，补偿失去的功能，维持目前的功能。

### 3. 多彩的康复治疗

康复治疗是通过功能的增强、代偿、代替、矫正、调适等手段尽量恢复患者生活、劳动（工作）、学习所需的能力。康复治疗的着眼点在于恢复和发展人的功能活动，包括运动、感知、心理、语言交流、日常生活、职业劳动、社会生活等方面的能力，重视功能的检查和评估，采取多种方式进行功能训练和干预。证据表明，一些专业的治疗措施能改善康复结果，这些治疗措施的不断发展能为我国未来康复服务提供更加优质的专业资源。

康复治疗主要包括物理治疗、作业治疗、言语语言病理学和义肢矫形学，这也是康复治疗的四大支柱。

（1）物理治疗（physical therapy，PT），是一种利用物理媒介作用让人体产生生物物理效应的专业治疗方法。主要涵盖运动疗法、物理因子、手法三大技术。

物理治疗师对病人做出检查和评定，有针对性地设计一套合适的治疗程序，对患者的日常活动能力、运动能力等存在的诸多功能障碍进行干预，帮助和促进其早日康复，达到恢复最佳功能状态的目标，提高独立能力以及生存质量。物理治疗是一个覆盖许多专科的专业化医疗手段，包括肌肉骨骼、运动、神经、伤口护理、心肺、老年病科、骨科、妇女健康和儿科等。

（2）作业治疗（occupational therapy，OT），是帮助个体在生活各个方面最大限度恢复或提高独立生活和劳动能力的专业治疗手段。作业治疗师协助人们获得为独立和满足生存所必需的生活活动技能。主要服务为：制定治疗程序，改善个人日常生活的技能；综合的家庭和工作场所评定，提出调适建议；操作技能的检查和治疗；推荐适宜器具和使用训练；指导家庭成员和陪护。

作业治疗的干预范围很广，除临床常见的功能障碍病症外，对现代社会疾病普遍化的健康问题的干预尤为突出，如职业相关的损伤，包括腰背问题或反复劳损；脑卒中或心脏病后的活动受限；关节炎、多发性硬化或严重的慢性病症；产伤、学习障碍或发育障碍；心理健康或行为问题，包括 AD、精神分裂症和创伤后紧张；物件使用问题或进食困难；烧伤、SCI 或截肢；骨折或其他因摔倒、运动创伤或意外导致损伤；影响驾车能力的视觉或认知问题。

作业治疗项目和内容包括有治疗性活动（remedial activities）、日常生活活动训练（training of activities of daily living）、职能康复（work rehabilitation）、家访及家居环境改善（home visit and home adaptation）、支具（splinting）、压力疗法（pressure therapy）、视觉运动协调性训练、提供辅助用具或配件、提供轮椅或轮椅训练和维修，以及腰背部护理、关节保护和功能性活动技能方面的教育计划。

（3）言语语言病理学（speech-language pathology，SLP），是研究影响人的言语、语言、认知、发声和吞咽障碍的学科，一般习惯称为语言治疗。

言语功能受损，如语言形式、内容、使用有错误，吞咽功能或器官受损造成的言语、语言或吞咽障碍，一般由先天或后天因素导致，如遗传、发育、言语或语言器官异常或受损、疾病、创伤、脑损伤、心智、学习、老化、中毒、环境等。言语语言病理学障碍可出现在各年龄层，是永久性的障碍，尤其儿童、老人及残疾者发病比率甚高，程度由轻微的咬字不清（语音错误）至无法言语或重度语言障碍（语言障碍、失语症、智力障碍、运动性言语障碍等），轻微的进食困难至无法进食的吞咽障碍。言语语言障碍须经专业言语治疗师（speech therapist，ST）或语言病理师（speech language pathologist，SLP）的评估、干预和治疗。

语言治疗师通过言语治疗的形式在各种场合，如学校、医院、社区卫生健康中心和开业诊所处理人们在言语、发音、吞咽困难和语言需要方面的问题。

（4）义肢矫形学（prosthetics and orthotics，P&O），是运用生物医学力学理论、现代工程和技术的手段替代或补偿人体减退和丧失功能的应用学科。义肢与矫形学包括假肢与矫形器、支具或支架、康复工程及辅具。

假肢（prostheses）也称假体，是人工定制的医疗装置，用于取代身体丧失的部分，胳膊和腿的假肢最为常见。随着设计和制作方面的医学进步，在假肢科学领域用假体来替换身体的其他部分也越来越常见。

矫形器（orthoses）是人工定制的医疗器具，用于支持、稳定、预防和纠正身体某部分的缺陷，或改善身体的活动部位功能。主要项目有：泡沫/低温热塑颈围，用于颈椎术后、颈肩痛等；脊柱背心，用于腰椎间盘摘除术、脊柱融合等；各类腰围，用于腰腿痛等；热塑来板和矫形器，用于股骨、胫骨和腓骨骨折，以及韧带损伤等。

随着我国医学发展和社会疾病谱的变化，康复服务需求急速增长，不断有更多医学专业技术加入康复领域，如呼吸治疗、高压氧治疗、精神运动康复等；也有体育、教育、社会人文等其他学科领域积极加入，如社会工作、运动康复、特殊教育、教育康复、音乐治疗、文娱治疗、园艺治疗等。

（黄东锋）

# 第二节　音乐与老年康复

## 一、概述

### （一）社会老龄化背景

衰老导致身体功能减退是不可避免的事情，只是衰老的速度因人而异。老年人是指年龄大于或等于 65 周岁的人群。我国在 1999 年就已进入老龄社会，目前，老年人口总数在世界上位于首位。国家卫健委预计在 2035 年左右，中国 60 岁及以上老年人口数量将突破 4 亿，在总人口中的占比将超过 30%，进入重度老龄化阶段。截至 2021 年年底，全国 65 岁及以上老年人口数量达 2 亿以上，占总人口数量的 14.2%。老年人是我国不可忽视的重要群体。现代医疗及科技的发展帮助人们延长了寿命，但慢性病和残疾患者人数却在增多。而且老年人的残疾率更高，进一步加大了健康风险。这将导致很多老年人虽然保有很长的寿命，但是因身患疾病与身体残疾导致长期卧床、需要依赖他人、没有足够的自由与自尊而无法享受生活。不仅要有生命长度，更要有生命质量是现代人的追求。所以，聚焦功能恢复的老年康复应运而生。

### （二）老年康复的定义

老年康复的目的是让长者在日常生活中尽可能独立，能参与娱乐活动，在社会中发挥作用，实现自己的价值。老年康复需要长者及其身边人的合作，针对他们的健康问题及功能缺陷，通过物理因子及手法治疗改善和控制症状、改变周围环境以更好地满足他们的需求，必要时使用辅助器具弥补功能、积极训练及自我管理提升功能，以及调整任务使之更安全、更独立地去完成。这些康复策略的整合使用可以帮助患者克服在思考、沟通、听力、进食、言语及移行方面的困难。

### （三）老年康复治疗的特点

由于老年群体处于生活事件多发、身体功能衰退的阶段，会出现生理障碍、生活能力及体力部分或全部丧失，受疾病的困扰、生活状态的改变使心理和生理功能出现明显变化，社会适应能力降低。所以，针对老年人的康复需要更全面地评估。

1930 年代，英国伦敦的老年医师 Dr. Marjory Warren 提出周全性老年评估的概念。进入长期照护系统的老年人均须接受周全性老年评估。残疾的老年人如经过系统性评估、治疗及康复，大多数患者可以不需长期卧床。周全性老年评估较传统医学评估相比，除针对疾病方面的评估，还包含心智、情感、功能、社会、经济、环境以及心理方面的评估。数据显示，老年人造成残疾的四大因素为：痴呆、退化性关节炎、视觉损伤和听力障碍。而老年人常见的社会心理问题，器质性疾病有阿尔兹海默病、路易体痴呆、血管性痴呆；功能性疾病有神经认知（抽象思维、集中注意力、执行功能）障碍和心境障碍。

在躯体功能方面，除传统康复治疗，防跌倒干预是老年康复的一大重点。在心理功能方面，以痴呆为例，许多研究显示，运动对健康、轻度认知障碍及轻度痴呆老年人的大脑结构及认知功能（执行功能、专注力、语言流畅度等）具有正向效果。其效果多数来自有氧运动以增进脑部微循环的机制。另外，在老年康复中备受青睐的新兴治疗方式就是音乐治疗，许多常见的老年疾病，都能在音乐治疗中获得改善。

## 二、音乐治疗应用于老年康复的内涵及理论

### （一）老年音乐治疗的方式

常见的老年音乐治疗有以下几种：

（1）接受式音乐疗法，又称聆听式音乐治疗，是在治疗师的指导下，参与者通过聆听经过特定筛选的音乐，调节身心状况，适用于脑卒中后抑郁老年人。

（2）参与式音乐疗法，是由治疗师与参与者共同创造音乐的过程，适用于精神分裂、认知损害的老年人。

（3）即兴演奏式音乐疗法，是选择简单的打击乐器，由治疗师按照一定的技术，引导参与者随心地即兴演奏。

### （二）老年音乐治疗的作用

研究证明，音乐治疗团体干预对于老年人身心健康有显著作用。将音乐治疗作为一种长期辅助的治疗手段，可能有助于改善自主神经平衡状态。音乐治疗还在以下方面对老年康复患者有所帮助：

（1）重塑。通过语言和音乐的交流，刺激思想以及对现实环境的意识。在音乐治疗中，通过参加各种不同类型的活动，讨论过去和现在的一些事情，让参与者从情绪、记忆、交流上恢复一定程度的功能。

（2）面对现实环境。有许多的中老年人总是活在过去的回忆当中，他们不愿意面对现实。音乐引导可以将他们与现在的时间、季节、生活环境等现实联系起来。音乐治疗通过提高他们对现实环境的客观意识，来提高自我意识，加

强独立的思想，从而鼓励他们更加接受现实世界，提高参与生活的积极性。

（3）回忆。一些承载着老年人记忆的怀旧金曲可以帮助老年人回忆以前的生活经历。通过回忆他们以前生活中有意义的事件、成就和美好的日子，让他们生命的价值感得到强化，提高生命的自尊感。

（4）感知觉的训练。音乐治疗对老年人身体功能和社会功能方面也具有干预效果。对于身体的生理功能退化严重的老年人，音乐治疗可以辅助其肢体的功能性训练，以达到增进健康的目的。另外，音乐治疗还有助于增强老年人的自我意识，延长他们的注意力时间，恢复长期记忆力和短期记忆力，加强情绪功能，等等。

## （三）音乐治疗在老年生理及心理方面的影响

### 1. 音乐治疗可以提高老年人的身体机能

音乐和我们身体中的节奏、音调和情绪的波动联系非常紧密。音乐能与情感的波动或其他神经反应建立一种独特的交流方式。我们在进行音乐治疗活动时，音乐的旋律进入耳朵后，会与大脑的电波、心脏的频率和肠胃的蠕动等形成一定的共振，这种共振会使人体各个器官得到平衡、协调。音乐的节奏会影响脉搏的律动、身体的张弛和心情的紧张与放松，刺激神经系统及相连的肌肉，增强运动连贯性与规律性，提高运动效率。除此之外，音乐的节奏还可以刺激神经的兴奋部位，对神经系统、内分泌系统和消化系统的功能都有较好的改善。音乐心理学领域的研究结果表明：在音乐构成要素中，音乐节奏对人的身心有较大的影响作用，节奏运动是最好的音乐治疗方式。

音乐治疗中，歌唱可以减缓心率、增强呼吸的顺畅性及内部脏器运行的规律性。歌唱还可以锻炼人的心肺功能，加速新陈代谢，并运用到平常不常使用的肌肉群，如腰腹肌肉、横膈膜、咽壁肌和牙关咬肌，这些肌肉在歌唱中被反复使用，实质上是促进肌肉细致化锻炼的最有利方式，对加强老年人的身体健康方面具有积极意义。

在音乐治疗活动中，有针对性地选择老年患者熟悉的歌曲，有助于恢复其旋律知觉和对歌词的记忆，这能刺激他们对听觉记忆的加工。

### 2. 音乐治疗可以改善老年人的情绪

音乐治疗有镇静情绪和改善焦虑、抑郁的作用。参与者在进行音乐活动时，可感受到音乐诱发的多种情绪，释放和宣泄内心的负面情绪。当音乐诱发的情绪与参与者感受到的情绪相统一时，有助于其在活动中找到快乐的正能量，对人的整个身心都有积极作用。

对有强烈表达欲望和倾听需要的长者，他们有着宣泄和回归的需求。在音乐治疗活动中，可以让他们有更多表达和参与的机会。此外，提前了解一下参

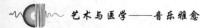

与者彼此之间的情况，更有针对性地设置各个环节，治疗效果更佳。

### （四）音乐治疗在常见老年疾病康复中的效果

#### 1. 音乐治疗用于老年痴呆患者的康复

音乐治疗的作用主要表现在：减轻抑郁状态；改善语言能力、记忆力；增加社交性；减少攻击行为以及缓解身体疼痛，特别是对痴呆伴发精神行为障碍（behavioral and psychological symptoms of dementia，BPSD）的患者，音乐疗法能起到一定程度的缓解作用。这些行为的心理症状包括行为症状和心理症状。行为症状有徘徊、暴力、饮食异常、睡眠障碍等。心理症状有不安、兴奋、抑郁、妄想、幻觉等。将音乐疗法联合应用于老年阿尔茨海默病患者的日常照护中，有助于改善患者不良情绪，使患者的心理对康复治疗依从性大大提升，可改善认知功能及预后，对提高其生活自理能力具有十分重要的意义。

#### 2. 音乐治疗用于老年晚期癌症或长期机械通气患者的康复

在不少针对音乐治疗对晚期老年癌症患者的干预研究中，会以音乐行为为评估工具，丰富心理学的评估手段。音乐治疗能提高患者的沟通能力，调节患者的不良情绪。音乐治疗的过程能提高医学的温度，提升现代医疗的人文关怀。音乐治疗能缓解疼痛，进行行为矫正，而且给予临终老年晚期肿瘤患者音乐治疗能有效提高其生活质量。这一类年龄较大、病情较重的老年患者，对具有镇静安神、消除疲劳作用的曲子比较喜爱，如《高山流水》《二泉映月》《春江花月夜》《渔舟唱晚》等。另外，在针对音乐疗法干预长期机械通气老年患者的研究中发现，音乐治疗有助于长期卧床老年患者维持感情、情绪镇静化，抑制各种压力反应，减少和预防焦虑、抑郁情绪的产生。

## 三、老年音乐治疗的应用与实践

音乐治疗是最具社交性、亲和力，易于实施的治疗手法之一。对老年群体，音乐治疗可以打破他们的孤独感，建立人际联结，自我表现，获取成功，增加自我评价的机会。面对普遍存在的老年病，音乐治疗师可以通过歌曲聆听、歌曲演唱、乐器演奏、歌曲创作、音乐运动等活动，促进和保持老年人各种肌肉和关节的生理功能，调动他们的听觉、视觉、触觉和动觉，调节身心，获得有品质的生活。音乐活动不仅可以帮助老年人群保持精神状态、提高生活质量，还可以抑制由各种疾病引起的疼痛，降低紧张、焦虑和孤独感。

在老年人群的个体和团体音乐治疗中，适合老年人群的音乐治疗取向方法有很多，根据老年人群病患程度和功能丧失水平不同，所应用的音乐治疗技术和方法也不同，以下五种方法可以运用在各种音乐治疗活动设计中。

## （一）再激发

再激发是刺激思维和语言互动、增进社交技能的一种方式。语言和感知能力较好，对周围的人和事物缺乏兴趣的老年人适合用于这种方法。在团体的音乐治疗中，选择较为客观和无争议的活动主题，如目前发生的事情、某一首年代歌曲等，通常选用与团体里老年人的过去和现在生活情境有关的话题，使用短小且结构严密的音乐活动时效果最好。也可以使用一些照片、剪报、衣物或音乐作为激发讨论的工具，可以提供动机、创造情绪，或引导特殊主题诱发回忆，以及刺激讨论。

再激发技术可以用于歌曲讨论、歌词创作、音乐回忆等音乐治疗活动中。

## （二）现实定位

阿尔茨海默病是老年病症中渐进衰退的一类，其中一个重要的症状就是现实定位出现混乱。现实定位法通过为患者反复和持续地提供正确的有关现实的信息，来增强患者的自我意识和独立性。在音乐治疗中，常常把与现实定位的相关信息，比如人名、日期和居住地等用歌曲或音乐活动呈现，通过音乐活动可以有效地反复刺激参与音乐治疗的患者，帮助他们恢复认知功能。通过各种音乐活动，对阿尔茨海默病患者的语言交际能力、记忆力、反应力、认知能力和情感功能进行系统干预，以此来控制其病情的恶化。

针对阿尔茨海默病患者语言交流功能和记忆力退化的音乐治疗，主要使用歌曲技术，让患者通过回忆歌词、演唱或者学习新歌的方式，巩固日渐退化的语言功能和记忆能力；在认知能力和反应力方面的音乐治疗临床干预，则大多采用器乐演奏的技术，让患者通过各种互动式交流活动，巩固其原有的认知能力和反应力；对躁狂、易激惹的阿尔茨海默病患者，音乐治疗师会利用音乐在情绪表达方面的技术，巩固患者对情绪功能的自我认知；对部分情感功能退化的患者，则侧重利用音乐的情绪唤醒其对常规情绪功能的反应力。

## （三）往事回忆

往事回忆是有计划地回顾过去的生活事件和经历，这种方法对患有现实定位障碍和记忆力障碍的老年人来说是一种非常重要的治疗工具。回忆往事是一种正常的、普遍出现的现象，并且可以帮助老年患者适应老年阶段的生活，特别是对解决悲伤和紧张的议题颇为有效。在团体音乐治疗中，结构化的往事回忆方法可以促进老年人的社会化、增强人际反应能力和增强自我评价，对过去有活力和成就感的往事回忆，还可以增加老年人的自我效能感和面对生活的信心和勇气。特别是当与有过相同经历或生活在同时代的老年人一起回忆和分享过去的生活经历时，会取得令人满意的效果。在团体音乐治疗中，音乐成为促进回忆的有力工具，如音乐可以在讨论过去的工作生活、插队落户、上山下乡等重要的人生经历时充当重要的角色。音乐也可以在讨论中成为主题，如抗日战争的歌曲可以引发对抗战时期生活经历的回忆。音乐治疗师通过使用特定风格或时代的音乐，帮助老年人讨论这些音乐对自己的生活产生的影响。

## （四）感觉训练

感觉训练是一种针对严重功能障碍的老年患者的音乐干预方法。这种方法使用简单、有结构的活动刺激患者的视觉、听觉、触觉，有时候甚至刺激嗅觉和味觉。感觉训练的主要目的是通过提供各种活动增强患者的社会、生理和心理功能，从而帮助患者重建与环境的联系。虽然感觉训练的方法可以适用于任何功能水平的老年患者，但是最常用于那些严重衰退的无反应、无语言、严重退缩和失去与周围环境联系的老年患者的治疗。

音乐治疗的感觉训练可以分为两个层次。第一个层次是针对最低功能水平的老年患者，这些患者可能仅仅具有非常短的持续注意力，大肌肉运动功能和精细肌肉运动功能也严重不足，沟通技能差，但仍然有必要从他们身上得到一些简单的语言或非语言的反应，因此，治疗的目标在于增强身体意识、大肌肉和精细肌肉的运动能力，以及社会反应能力。有效的音乐治疗感觉训练在这一层次上必须是具体的、结构化的、简单的、短时间的指导语。音乐治疗师常常使用聆听音乐或参与一些由治疗师带动患者的胳膊或腿来进行简单活动的被动运动形式，以增强患者的功能。此外，这种方法也适用于伴有视觉障碍和听觉障碍的老年患者。第二个层次是针对相对功能水平高一些的老年人。在这个层次上，感觉训练被用来进一步增强老年人的身体意识、注意力持续的能力、记忆力，以及运动能力。这一层次要求老年人具有更多的社会互动能力，音乐治疗师会鼓励老年人在活动中担任更积极的角色。但音乐活动仍然需要使用简单、高度结构化的，并且让参与者感到可预见的和可控的活动。

## （五）特定病症的音乐治疗

当临床不能阻断病程发展，也不可能逆转病情时，仍然可以施以音乐治疗。从人性化的角度和有可能减缓发病进程方面来说，为患者提供有效、安全、乐在其中的音乐治疗，由此带来的解除社会隔离、促进沟通，以及改善动作功能等功效都是必需的和有益的。比如，在治疗中将那些手持式敲击乐器和音槌敲奏乐器，如小鼓、铃鼓、沙铃、木琴、钟琴等，有效地使用在那些极低功能患者身上，对仍有说话能力的患者来说，歌唱能提供美好的情绪体验。需要注意的是，选择的音乐音调不要太高，节奏不要太快，音量要适中等。有些律动的活动也能增强患者的动作功能。

另外一类属于临终关怀，当患有癌症、艾滋病等不治之症的人面临死亡时，通常会经过五个心理阶段，即否认和自我封闭、愤怒、讨价还价、抑郁、接受死亡。恐怖、疼痛和无助的感受始终伴随着走向死亡的整个过程。这些患者及其家属通常需要情感支持和寻找情绪表达的有效途径。临终关怀的目标主要集中在提高和保持患者的生活质量，直到生命的最后一刻，以及帮助患者家属接受和适应亲人的去世。音乐治疗师在此可以做的工作，是通过各种音乐活动满足患者的生理、心理、情感、社会和精神需要；通过患者之间和患者与家人一起参与的团体活动形式聆听患者喜爱的音乐；通过音乐放松训练、音乐想象缓解疼痛，提高生理和心理的舒适感。唱歌、演奏乐器、观看表演都有助于患者把注意力从对疼痛和死亡的恐惧和焦虑中转移出来，并在患者之间和患者与家人的互动中得到安慰、温暖和情感支持，可以制作作品集和回顾人生曲，从而协助他们走完人生的最后旅程。

## 四、老年音乐治疗的前沿与展望

### （一）国内现状

从音乐治疗专业进入中国到现在，老年健康领域的研究文献数量不断增加，已成为老龄化时代的研究热点。近些年，我国医疗模式发生了很大的变化，越来越多的老年健康行业从业者尝试将音乐运用到工作中，研究范围和思路都有了很大的拓展，针对具体的问题和对象，从单一的理论研究拓展到临床应用，但这些研究依然具有不足之处。

第一，临床中选择治疗方法多采用音乐聆听，以音乐治疗前后生理及心理测量数据对比作为效果验证，对治疗具体实施过程的描述模糊不清、出现数据差异等情况，让很多不了解的人以为音乐治疗在临床上治疗的方式就是听音乐。

第二，各项研究最大的不一致性在于对音乐的选择。多数人认可音乐对于老年健康的积极意义，这对音乐治疗学科的发展确实有所帮助，但是随意的音乐选择带来了很大的问题。实际音乐的选择需要涉及病人不同的文化教育背景、音乐喜好、生活经历等，单一的音乐类型无法对不同的病人做出有针对性的治疗。

第三，音乐治疗技术多种多样，主要包括接受式、即兴演奏式、再创造三大类。其中，很多方法需要实际的音乐治疗师有良好的音乐演奏技能及音乐知识储备，音乐治疗的良性发展取决于音乐治疗师提供的专业且具有系统性的工作。随着音乐治疗专业的发展，以及更多音乐治疗师参与其中，相信音乐治疗将在老年健康领域发挥更加重要的作用。

## （二）国际视野介入

音乐治疗教育的专业化、当代科学技术发展以及跨学科研究方法的不断更新，为音乐治疗运用于老年慢病领域提供了前所未有的契机。

第一，加强理论体系构建研究，推动学术研究共识的形成。音乐治疗属于跨学科专业，在老年慢病管理领域的应用需要与相关人员，如医生、护士等构建统一的学术认知和话语体系，特别是关于音乐治疗的基本概念、原则、方式方法等方面达成共识，以便进行合作实验、学术交流。

第二，拓宽研究主题，与科技结合促进老年音乐治疗研究的深化。如人工智能参与老年音乐治疗，使用 MRI、fMRI 等仪器测量音乐对老年期大脑的影响，以脑电成像技术对参与音乐治疗临床应用的老年人进行大脑结构测量，对长期参与音乐活动的老年人与参加其他活动的老年人进行大脑结构差异研究，通过相关研究对老年健康问题提出切实可行的音乐治疗方案，为提升老年生活质量贡献学术力量。此类研究在国际上成果不少，而国内较少。

我国老龄化趋势严峻，照护机构、社区、医院等老年人群数量日趋增加。未来的研究应该在现有的基础上，加强专业化实施以及多学科合作，深度挖掘音乐治疗在老年慢病管理领域的应用价值。该研究不仅能为音乐治疗专业发展提供理论和实践依据，也将进一步完善老年健康护理，提高老年人的生活质量。

随着循证医学研究的深入，业内人士开始以更科学和量化的手段重新审视音乐疗法对老年慢性疾病治疗的意义，为音乐疗法走向规范化、科学化提供契机。各项研究结果表示，音乐疗法可以在一定程度上改善高血压、冠心病、痴呆以及焦虑抑郁、失眠、慢性疼痛等老年慢性疾病及老年综合征。音乐疗法可以作为传统药物治疗的有益补充。音乐疗法具有易于接受、便于推广、效果明显、经济实用的优点，作为国内一种相对比较新颖的心理以及生理辅助治疗方法，正越来越多地引起医疗及保健行业的重视和青睐，被广泛运用于慢性病的治疗及康复医学中。

（高嘉雯、丁雨青、范青）

# 第三节　音乐疗愈与脑科学及神经康复

## 一、概述

音乐疗愈与脑科学、脑神经康复有着密切关系。音乐可以影响大脑的不同区域，涉及的脑区活动包括运动控制、情感处理、记忆、语言和空间知觉等，这些脑区活动与参与者的音乐体验密切相关。目前，相关研究证明音乐疗愈对神经系统疾病的康复具有积极促进作用，主要体现为对运动功能、语言功能、认知功能以及调节情绪功能四大方面的改善。

## 二、音乐疗愈在脑科学及神经康复的内涵及理论

### （一）听觉—运动共振机制

听觉—运动共振机制是基于听觉中枢与运动中枢之间的同步效应，因运动系统对听觉刺激敏感、刺激反馈高效，故听觉系统与运动系统能够同步以促进运动。大脑中的音乐处理，即对旋律、和声及节奏的感知，通常被认为是一种听觉现象。听觉皮层的功能正常对于听觉感知非常重要，听觉皮层是人类听觉系统的最高级中枢，包括初级听皮层和其他听皮层区域。其中，初级听皮层位于颞叶，大脑主要利用初级听皮层感知和处理音乐。而运动皮层是大脑皮层中参与计划、控制和执行自主运动的区域，位于额叶的中央后回。

听音乐时，音乐激活"听觉—运动"通路，即通过音乐本身所包含的节奏激活运动神经元，使肌肉以自然和理想的方式运动，增强动作节奏和提高动作质量。正常人和帕金森病患者的脑电图分析均显示，音乐疗愈可协同激活听觉和运动皮层，其中，节奏感较强的音乐更是如此。这是因为人体本身具备可感知节奏、韵律的节拍器，可控制身体进行节律运动，如步行。当聆听有节拍感的音乐时，节拍器与音乐本身的内外节拍迅速趋向协调一致，更大程度上增强了动作的节律性并激活运动神经元，让肌肉能以更加理想、自然的方式运动，进而提高动作完成质量，起到增强运动治疗效果的作用。在这个过程中，通过节拍器处理后，听觉—运动相互作用发生在广泛分布的分层神经网络中，从脑干和脊髓水平延伸到小脑，基底神经节和皮层环，从而允许听觉和运动系统之间的相互作用，实现对步行运动的控制。

据此，节奏感较强的音乐能够明显激活大脑的运动区域，同步音乐感知与运动。有文献报道，节律性听觉刺激（rhythmic auditory stimulation，RAS）是一种重要的音乐疗愈刺激方法，其通过感觉运动节奏刺激步态训练，以增强额叶与颞叶的功能连接，使听觉皮层与运动皮层实现同步，从而提高步态的稳定性与协调性，故临床上常使用 RAS 来改善步态障碍。Braunlich 等通过功能性磁共振成像（functional magnetic resonance imaging，fMRI）发现对帕金森病引起步态异常的患者进行 RAS 联合运动训练后，听觉皮层和执行控制网络之间以及执行控制网络和小脑之间的功能性神经连接增加。再者，Grahn 等通过 fMRI 发现帕金森病患者在步行时感知音乐，其听觉皮层、脑前额叶外皮层、前辅助运动区、外侧小脑和基底节都被激活，并且它们的功能连接增加，这同样证实了音乐的

听觉—运动共振机制。以上研究结果支持音乐疗愈干预步态与听觉—运动共振机制有关，听觉皮层能够感知音乐的节奏，执行控制网络能够处理运动执行，所以，音乐的节奏感知和执行同步运动主要通过听觉—运动共振机制完成。此外，研究发现，正常人在跑步时听节奏欢快的音乐能激发更多的运动潜能，提高跑步速度和延长路程。fMRI 提示，在欢快的音乐刺激下双侧运动脑区（中央后回、中央旁小叶）被明显激活，双侧运动脑区属于初级运动和辅助运动区，是运动网络的关键脑区。

## （二）促进大脑可塑性

大脑是一个复杂的、动态的系统，其形态结构、功能活动以及化学物质等诸多方面均会因受大脑发育及学习、病变等内部因素和外部环境的影响而发生改变，这就是大脑可塑性。现阶段研究认为，大脑可塑性与新皮层关系密切。新皮层可分为额叶、颞叶、枕叶、顶叶和运动皮层等，这些脑区各调配不同功能。额叶位于大脑最前部，约占大脑半球容积的 50%，为执行控制中枢，主要负责规划、思维、解决问题和调控情绪；颞叶位于耳朵内上方，主要负责处理听觉信息、执行语言功能；枕叶位于脑后部，主要负责视觉加工；顶叶位于脑的顶部，主要负责定位、计算和识别等功能。在顶叶和额叶之间，从左耳到右耳的顶部有一条带状区，为运动皮层，主要控制躯体运动，它与小脑协同，完成动作技巧的学习。Aleksi J. Sihvonen 等报道，音乐能够广泛促进大脑皮层的激活，并通过增加脑血管的血流量，促进大脑可塑性。人类的大脑由左右两个半球组成。尽管左右大脑是大致对称的，但在细微结构和功能上却不完全相同。半球偏侧化表明左右大脑半球的功能存在差异，左半球主要负责加工言语类信息，包括言语、分析、逻辑、推理、数学和顺序等，右半球则主要负责加工非言语类信息，包括韵律、节奏、绘画、视觉和空间等。基于此，现阶段认为，大脑半球对音乐有着不同的处理，左脑主要负责理解歌词，而右脑主要负责处理旋律和区分节奏。Wang 等认为，虽然两个大脑半球都参与聆听音乐，但是大脑右半球对音乐功能的参与作用明显更大。Kuniyoshi L. Sakai 等的研究也进一步支持了这一观点，其通过功能磁共振成像发现，中学生在音乐体验过程中右侧感觉运动区以及右侧前运动皮层都被有效激活。

在此基础上，音乐疗愈在改善运动功能、语言功能、认知或情绪功能时，均涉及前面提及的脑组织功能区的激活和重塑。

在运动功能方面，功能神经影像学相关研究表明，音乐能有效促进大脑运动区（包括中央前回和小脑）的激活，并且相应地增加通过相关脑血管的血流量。同时有研究显示，创伤性脑损伤的运动障碍患者接受三个月的音乐疗愈干预后，前额叶区域的执行功能增强，神经解剖结构发生细微变化。Sihvonen 等总结音乐疗愈在神经康复中的应用，提及音乐疗愈效应促进神经可塑性，能够诱导灰质和白质的变化。二者伴随皮层连通性的改善和运动皮层的激活而增加，对神经系统疾病引起的运动功能的恢复有显著疗效。

在语言功能方面，旋律语调疗法（melodic intonation therapy，MIT）是治疗脑卒中后非流利性失语的常用且有效的音乐疗法。MIT 可以刺激受损的大脑语言功能区，调节语言网络内的神经可塑性变化，并促进语言功能的恢复。Zipse 等人报道，MIT 对脑卒中后失语产生的积极效果与右半球额叶言语运动区域的激活增强有关，同时伴有右额颞部结构连通性增加，如右侧弓状束。Schlaug 等人同样发现脑卒中后失语患者在 75 次 MIT 治疗后，其右侧弓状束显著增厚。再者，Zipse 等人研究发现右半球白质束增厚可能是 MIT 能够明显提高脑卒中后失语患者语言能力的原因。

在认知功能方面，Herholz 等人研究发现，音乐疗愈可以激活岛叶、扣带回、下丘脑、海马、杏仁核及前额叶皮层等与认知相关的脑区，从而改善大脑的认知功能。具体表现为音乐疗愈可以增加阿尔茨海默病患者海马、扣带回和前额叶皮层的神经活动，也可促进脑神经与突触再生以及相关细胞修复。

在情绪功能方面，Chan 等人探讨音乐对脑卒中危重病患者的作用，其中，实验组接受音乐疗愈，对照组不做处理。研究结果发现，音乐治疗可以显著降低患者的心率和血压等生理指标，并且提高血液中的内啡肽水平。内啡肽是人体的天然镇痛剂，能够缓解疼痛，同时也能让人体产生愉快感。据此，音乐疗愈能够减少患者焦虑和疼痛的感受。此外，这些效应还可能与音乐刺激了大脑调节情绪的区域（前额叶、扣带回和颞叶等）有关。

## （三）奖赏系统的激活

中脑边缘多巴胺系统是较为熟知的奖赏系统，涉及腹侧被盖区（ventral tegmental area，VTA）及投射靶区伏隔核（nucleus accumbens，NAcc）、前额叶皮质（prefrontal cortex，PFC）、杏仁核（amygdaloid nucleus，AN）及海马（hippocampi，HPC）等脑区，其中，VTA 是该系统中多巴胺的主要来源，NAcc 是调节情绪和动机处理的关键结构，从 VTA 至 NAcc 的多巴胺神经元投射是该奖赏系统的重要组成部分。音乐可以激活大脑的"奖赏通路"，故大多数人可从音乐中获得愉悦感。研究表明，我们的 VTA 在听到欢快的音乐时，就会分泌多巴胺。当我们听到喜欢的音乐时，VTA 就会分泌越多的多巴胺，从而让我们获得更强烈的愉悦感。

NAcc 也是中脑边缘多巴胺系统的关键部分，其和 VTA 的反应强烈相关，表明 NAcc 对音乐的反应与多巴胺释放之间存在关联。研究发现，NAcc 可调节情绪和体验快感，其激活能够增加多巴胺分泌，从而调节情绪、记忆力、注意力，以及执行功能等。Valorie 等为探讨聆听音乐时奖赏系统如何被激活，利用神经化学特异性的雷克洛普正电子发射计算机断层扫描，结合植物神经系统活动的心理生理学测量，发现正常人在听音乐时，对音乐的情绪反应达高峰期时，NAcc 激活以及 VTA 的多巴胺释放都达到高峰。以上研究结果表明，对音乐带来的强烈快感可以导致奖赏系统的多巴胺释放。

此外，中脑边缘奖赏网络（NAcc 和 VTA）和背外侧前额叶皮层（dorsolateral prefrontal cortex，DLPFC）之间也存在强烈的相互作用，提示音乐聆听中涉及的"情感"和"认知"系统之间的紧密联系。这可以用于解释在神经系统疾病患者中，音乐疗愈诱发的认知—情感增益。Zatorre 等报道，音乐疗愈能够通过激活阿尔茨海默病患者的中脑边缘多巴胺奖赏系统以唤起强烈的情感，并伴随其认知功能的改善，如情景记忆、注意力以及执行功能，这提示音乐诱导的情绪改善、唤醒和缓解，可能促进神经系统疾病患者认知功能的恢复。

## （四）感觉运动网络的激活

研究发现，经过长期音乐训练的音乐家的感觉运动皮层、听觉皮层及小脑相关皮层的功能网络连接明显增强，说明音乐训练可能增强大脑对听觉—运动信息的加工与集成。李谷静等人研究发现，相比无音乐训练经验的群体，音乐家的感觉运动网络功能连接明显增强，主要表现为后脑岛与双侧前扣带回及中扣带回的功能网络连接增强。Marc Bangert 等为深入研究音乐家听觉皮层与运动皮层的联结关系，比较了 7 名音乐家和 7 名非音乐家在进行探索性任务时的功能性磁共振成像活动。探索性任务包括被动倾听音乐和无声的手指按钢琴键。研究结果发现，与非音乐家组相比，音乐家组听觉—感觉—运动整合的网络被共同激活。杜忆等探讨听觉老化和音乐疗愈如何影响嘈杂环境中的言语识别发现，一方面，听觉老化的老年人更依赖语音感觉运动网络整合以代偿受损的听觉言语感知；另一方面，音乐疗愈可增强感觉运动网络整合功能以促进噪音下的言语感知。另外，该研究利用行为和脑成像技术对比年轻和老年的音乐家及非音乐家群体脑区情况，发现音乐训练经验可以增强感觉运动网络整合功能及高级认知功能，进而对抗和延缓老化引发的噪音下言语感知能力的下降。

此外，相关研究也证明音乐疗愈可以通过激活感觉运动网络来改善相关疾病症状。如贺辉等探讨音乐疗愈对精神分裂症患者脑网络的影响，研究结果发现，音乐疗愈可以改善精神分裂症患者视觉通路中与情绪和运动功能相关的静态功能网络异常，与运动反馈调控相关的小脑—感觉运动网络动态功能异常，改善患者自下而上的感觉和知觉信息加工。同时，该研究结果还发现音乐疗愈可以改善精神分裂症患者背侧前脑岛的静态注意功能网络和后侧脑岛静态感觉运动功能网络。背侧前脑岛负责处理工作记忆、注意力等认知相关任务，后侧脑岛负责处理感觉运动相关任务以及收集整合多维度的感知觉信息，包括躯体和内脏感觉信息。既往研究证明，精神分裂症患者的临床症状可能与异常的脑岛功能网络相关。由此可见，音乐疗愈可能通过改善精神分裂症患者的认知功能网络及感觉运动网络来达到正性干预效果。Rocco Salvatore Calabrò 等为探讨 RAS 改善特发性帕金森患者步行功能的神经生理机制，纳入 50 例帕金森患者进行为期 8 周的康复训练，其中，试验组接受基于 RAS 的步行训练，对照组接受常规步行训练。研究结果发现，相比于对照组，RAS 步行训练组在功能性步态评估、Tinetti 跌倒疗效量表、统一帕金森病评定量表、整体步态质量指数等方面表现更佳。此外，研究还发现，RAS 步行训练组的感觉运动网络功能连接增强，前额叶与颞顶叶的功能连通性增强，表明音乐疗愈可能通过激活感觉运动网络来改善帕金森患者的步态表现。

### （五）调节神经递质的分泌

音乐疗愈可以通过调节神经递质的分泌来改善相关疾病指标与患者状态。参与此过程常见的神经递质包括多巴胺、5－羟色胺。多巴胺属大脑中含量最丰富的儿茶酚胺类神经递质，与人体的多种生理功能密切相关，包括人的运动、感觉、情绪等。5－羟色胺是人体内产生的一种单胺类神经递质，能够控制情绪、睡眠、食欲和肌肉收缩在内的不同身体功能。

Den'etsu Sutoo 等通过钙依赖性多巴胺合成途径探讨音乐疗愈对自发性高血压大鼠血压的影响。研究过程发现，当听到莫扎特的音乐时，大鼠的收缩压下降；当无音乐时，这种降压效果就消失了。该现象可能是由于音乐疗愈显著提高了血清钙水平和新纹状体水平，导致多巴胺合成增加，进而导致血压下降。此外，相关研究发现，音乐疗愈能够改善各种多巴胺功能障碍的疾病。如在帕金森疾病中，纹状体多巴胺的缺失是帕金森的主要症状，音乐疗愈可以通过增加钙依赖性多巴胺的合成来改正帕金森患者的症状。除了帕金森，音乐疗愈也可以通过增加纹状体多巴胺神经递质的分泌来改善癫痫、痴呆、注意缺陷多动障碍等疾病中新纹状体能功能异常降低的症状。

Michele M. Moraes 等人通过相关研究证明，听旋律优美的音乐除了能增加大鼠尾状核和伏隔核中的多巴胺分泌，还能增加 5－羟色胺的分泌。越来越多的研究发现，音乐疗愈可能通过增加 5－羟色胺的分泌来进行机体的情绪调节。有证据表明，5－羟色胺的缺失会导致情绪调节障碍，从而产生抑郁症状。目前，临床上常选用选择性 5－羟色胺再吸收抑制剂治疗抑郁症，但药物治疗只能暂时抑制症状，且存在副作用，临床上需要一种更安全、长效的可持续治疗方法。Allison A. Feduccia 等为探讨音乐疗愈能否作为新的替代疗法改善注意缺陷多动障碍患儿的抑郁症，纳入 36 名注意缺陷多动障碍受试者进行为期 3 个月的试验干预，其中试验组接受音乐疗愈，包括主动性音乐疗愈（即兴演奏）和接受性音乐疗愈（音乐聆听），对照组接受常规标准治疗。研究结果发现，音乐疗愈组 5－羟色胺分泌显著增加，这表明音乐疗愈可以通过增加 5－羟色胺的分泌作为治疗注意缺陷多动障碍患儿抑郁症的替代疗法。

此外，相关研究也证明音乐疗愈可以通过调节 γ – 氨基丁酸、谷氨酸、甘氨酸、去甲肾上腺素等神经递质的分泌来调节抑郁情绪。程虹毓等人研究发现，音乐疗愈能显著提高抑郁症小鼠脑内 5 – 羟色胺和去甲肾上腺素的含量，表明音乐疗愈可能通过增加中枢神经系统中 5 – 羟色胺释放及下丘脑去甲肾上腺素浓度进而改善抑郁情绪。抑郁症患者边缘系统功能磁共振成像显示兴奋性和抑制性氨基酸类神经递质水平均处于失衡状态。刘丽等人为探讨音乐疗愈对脑卒中患者抑郁情绪的影响，纳入 72 例脑卒中抑郁障碍患者进行为期 4 周的干预，其中对照组接受常规康复训练，试验组在此基础上增加五行音乐干预，研究结果发现患者的神经递质水平趋于平衡，主要表现为谷氨酸等兴奋性氨基酸类神经递质减少，γ – 氨基丁酸、甘氨酸等抑制性氨基酸类神经递质增加，可有效缓解患者的抑郁情绪。

## （六）调节自主神经系统及神经内分泌系统

研究发现，音乐疗愈可以通过调节自主神经系统及神经内分泌系统来改善相关疾病指标或患者状态。音乐疗愈可以通过调节自主交感肾上腺系统和激活下丘脑—垂体—肾上腺轴（hypothalamic pituitary adrenal，HPA）来改善认知。音乐疗愈也可通过减少炎症反应以间接改善认知功能。血液中常见的可以反映认知功能水平的炎症生物标志物包括白细胞介素 – 6、肿瘤坏死因子 – α、超敏 C 反应蛋白等。目前，已有研究证明炎症标志物升高与慢性心理压力、情绪障碍、睡眠不足和其他痛苦状态密切相关。有证据表明，音乐疗愈还可以改变皮肤、脑电、心血管和呼吸活动来促进情绪唤醒、调节情绪。听令人愉快和放松的音乐能促进心血管和呼吸功能的恢复。Robert J. Zatorre 等人研究发现，当听愉快的音乐时，主观愉悦状态与交感神经系统激活增加之间存在强烈的正相关。相关研究还发现，音乐疗愈可能通过减弱或逆转与阿尔兹海默病相关的基因表达来减缓认知障碍。

音乐疗愈可能通过激活交感神经系统和 HPA 轴来帮助机体更好地进行压力调节。Myriam V. Thoma 等探讨在生理应激之前听放松音乐是否对正常人自主神经系统及神经内分泌系统有积极影响。该研究将 60 名健康女性受试者随机分为三组，并接受 10 min 不同条件下（分别为放松音乐、自然流水声、无声刺激休息）的干预。三组受试者均在干预后进行标准化的心理社会压力测试。正常的生理应激效应是由自上而下的中枢神经系统及边缘系统内的皮层下过程调节的。当感受到压力源时，这两个区域会通过神经通路将信号传递给下丘脑。下丘脑主要通过交感神经系统和 HPA 轴，以调节自主神经系统及神经内分泌系统来使机体适应压力源。唾液 α – 淀粉酶是一种新的交感神经系统活性生化指标。HPA 轴的主要影响因子为激素皮质醇，研究发现可以通过测量皮质醇浓度判断 HPA 轴是否激活。唾液 α – 淀粉酶和皮质醇均可在唾液中进行测量，因此，该

研究以唾液 α - 淀粉酶和唾液皮质醇作为评估指标。研究结果发现，放松音乐组唾液 α - 淀粉酶的恢复速度明显快于无声刺激休息组且唾液皮质醇浓度最高，表明放松音乐可能通过激活交感神经系统和 HPA 轴帮助机体更好地进行压力调节。

音乐疗愈可能通过激活副交感神经系统和降低炎症生物标志物的水平来改善患有相关疾病患者的状态。Kaoru Okada 等人为探讨音乐疗愈对既往患有心血管疾病的阿尔兹海默病患者自主神经系统及神经内分泌系统的影响，纳入 87 名患者进行为期 10 周的干预，其中试验组接受音乐疗愈，对照组仅接受常规护理。研究结果发现，音乐疗愈组副交感神经活动的心率变异性参数显著升高而交感神经活动的心率变异性参数有降低的趋势，且音乐疗愈组血浆白细胞介素-6、血浆肾上腺素和去甲肾上腺素水平明显低于对照组；该研究还发现，音乐疗愈组的心力衰竭事件发生率明显低于对照组。该研究证明音乐疗愈可能通过调节自主神经系统及神经内分泌系统来改善患者的疾病状态。

## 三、音乐疗愈在神经康复的应用实践

音乐疗愈具有安全、简单、成本低、不受场地限制等优势。既往研究证明，音乐疗愈对神经系统疾病的康复具有积极的促进作用，主要体现在改善运动功能、语言功能、认知功能以及调节情绪四个方面。

### （一）音乐疗愈在运动功能障碍中的应用

音乐疗愈作为一种新兴的治疗方法，为运动功能恢复提供新途径。既往研究证明，音乐疗愈对改善运动功能障碍有积极疗效。胡小婷为探讨音乐疗愈对脑卒中患者肢体运动功能的作用，纳入 58 例脑卒中后偏瘫患者，其中对照组接受常规康复训练，实验组接受在此基础上联合音乐疗愈。研究结果发现，实验组的上、下肢功能量表（fugl-meyer assessment，FMA）评分及日常生活能力量表评分均优于对照组，表明常规康复训练联合音乐疗愈能有效提高偏瘫患者肢体运动功能及日常生活能力。贾橙杰等人的研究同样证实了常规康复训练联合音乐疗愈能有效降低患者肘关节和膝关节的痉挛程度，提高患者的偏瘫肢体运动功能。

音乐疗愈对运动功能障碍的治疗方法主要包括被动音乐疗法和主动音乐疗法。

被动音乐疗法侧重点为治疗师的引导作用，强调欣赏音乐的环境设置，认为欣赏音乐的过程中通过音乐的旋律、节奏和音色等因素影响人的神经系统可以起到治疗作用。音乐聆听是被动音乐疗法常见的一种形式。杜振峰等为探讨聆听音乐联合运动疗法对脑卒中患者运动功能的影响，纳入 100 例脑卒中患者进行试验，其中实验组采用聆听音乐结合运动疗法，对照组进行常规运动疗法。研究结果发现，实验组的改良 Barthel 指数评分、Berg 平衡量表评分、FMA 评分均显著优于对照组，表明聆听音乐结合运动疗法能够显著提升脑卒中患者的运动功能。Forsblom 等的研究同样显示，聆听音乐能够改善脑卒中患者的运动功能。

相比被动音乐疗法，主动音乐疗法则更注重患者参与，通过治疗师与患者之间的互动带动患者主动唱歌、跳舞或演奏，进而借助跳舞、演奏等音乐行为逐步培养患者运动能力的治疗性音乐活动。Grau-Sánchez 等为探讨主动音乐疗法提高上肢运动功能的作用，纳入 60 例脑卒中患者进行试验，其中，实验组采用主动音乐疗法，即患者以个人家庭自我训练课程或小组课程的方式，通过演奏乐器训练患者上肢精细运动和粗大运动技能。研究结果发现，患者的抓握、捏合和粗大运动功能得到明显改善。再者，主动性音乐疗法，可通过听觉节奏改善步态协调性。Lee 等发现，接受 RAS 音乐训练的脑卒中患者在步长和步速的改善方面明显优于常规步态训练的脑卒中患者。Suh 等同样发现，RAS 可有效改善脑卒中患者的步速、步态和平衡等指标。同时，RAS 对帕金森病患者的异常步态同样有很好的治疗效果，治疗后双侧踝关节背屈功能及所有步态参数均明显改善，跌倒指数下降，时空步态参数，如步速和步长显著改善。Simone 和 McIntosh 等人进一步发现，帕金森患者进行音乐节奏同步行走活动时，其步速、步频和步长均得到显著改善，表明 RAS 结合步态训练为帕金森患者的步行功能带来明显的积极影响。

## （二）音乐疗愈在语言功能障碍中的应用

近年来，音乐疗愈越来越多地被用于治疗神经系统疾病引起的语言障碍，尤其是脑卒中后失语。朱晓菊和何小俊报道，近几年音乐疗愈在脑卒中后失语的应用现状，表明音乐治愈能帮助患者巩固、加强说话发音，并使之产生更自然的说话节奏、音高和音调起伏，证实了音乐疗愈对脑卒中后语言功能恢复的积极作用。

目前，改善脑卒中后失语的音乐疗愈主要有以下两种方法：一是 MIT。充分发挥患者未受损害的歌唱能力，通过音乐成分中的旋律、节律和重音，引导患者在日常生活中运用唱歌和哼鸣，实现将歌唱转化为输出言语的目的，进而提高患者的言语表达能力。二是主题语言刺激法。通过歌词填空或者用提问和回答的形式让患者进行节奏性吟唱以诱发语言反应。

MIT 是治疗脑卒中后非流利性失语较有效及常用的音乐疗法。林正坤发现，相较于普通发音，MIT 的发音速率慢、音节延长等特点能帮助患者更好地辨析字词中的每一个音节，从而提高患者自发言语的清晰度和语言表达的流畅性。Haro-Martíne 等研究发现，MIT 可有效提高脑卒中后非流利性失语的复述能力和听理解能力。此外，Ineke Van Der Meulen 等为探讨 MIT 对脑卒中后非流利性失语患者的治疗作用，纳入 17 例患者进行试验，其中实验组 10 例接受 MIT 治疗，对照组 7 例不做干预。研究结果发现，MIT 可有效改善脑卒后非流利性失语患者的听理解能力和语言连贯性。

主题语言刺激法是治疗脑卒中后非流利性失语的另一种常见方法。Thomas Straube 等人研究报道，尽管脑卒中后失语患者伴随严重的语言障碍，但是，他们仍具备哼唱熟悉歌曲的能力。相关研究发现，非流利性失语患者在唱歌过程中正确复述单词的数量明显增加。Amélie Racette 等为探讨主题语言刺激法对脑卒中后非流利性失语患者的影响，观察 8 例患者分别在说话时和歌唱时对熟悉单词的重复和回忆能力，研究结果发现，相较说话时，患者在歌唱时可重复和回忆更多单词。

### （三）音乐疗愈在认知功能障碍中的应用

音乐疗愈将患者置于多感觉交互的环境中，有利于促进患者的神经可塑性，用以改善认知及提高患者日常行为活动能力。

脑组织由灰质和白质组成。大脑的表皮部分是灰质，负责信息处理，灰质以下是白质，负责信息传递。大脑灰质对人的认知能力有决定性的作用，其体积与认知能力和大脑衰老直接相关。相关研究显示，音乐家患痴呆和轻度认知障碍的风险下降，其躯体感觉和运动相关区域以及高级认知功能区域的灰质体积都有所增加。据此，音乐训练在认知功能障碍患者中可能也呈现出相应的积极作用。

Särkämö 等为探讨音乐疗愈对脑卒中患者认知功能的影响，纳入 60 例脑卒中患者进行试验，其中，音乐组每天聆听喜欢的音乐，语言组聆听有声读物，对照组不进行聆听训练。研究结果发现，音乐组的记忆力和集中注意力的改善明显好于语言组和对照组，表明聆听音乐能够改善脑卒中患者的认知功能。Brancatisano 等利用 fMRI 监测由阿尔茨海默病患者组成的合唱团歌唱时的大脑反应，研究发现其大脑中记忆处理、语言和情感的区域均活跃起来，表明歌唱在改善认知功能中可能发挥积极作用。此外，Teppo Särkämö 等为探讨不同类型音乐疗愈对阿尔茨海默病认知功能的影响，将 89 例阿尔茨海默病患者随机分为歌唱组、聆听音乐组和对照组，研究结果发现，歌唱组和聆听音乐组均能改善注意力和执行功能，并且歌唱组能够增强短期记忆和工作记忆。此外，Chakravarthi 等发现听古典音乐可以改善突触功能以及提高学习和记忆相关基因的活性。Jacobsen 等发现阿尔茨海默病患者能够有效识别和回应熟悉的音乐，其原因可能为阿尔茨海默病患者的内侧脑前额叶外皮质退化较其他皮质区域慢，并且前扣带回萎缩程度也比较低，而这些区域在音乐记忆中具有重要作用。

### （四）音乐疗愈在情绪调节障碍中的应用

音乐最广为人知的作用之一是调节情绪状态。音乐调节情绪可能与自主神经系统的变化有关，如心率波动、皮肤电反应、血压和呼吸。Thoma 等研究发现，听自己喜欢的音乐可以降低应激反应水平，包括心率、皮肤电活动和皮质醇等生物标志物的水平，认为听音乐可以激发自主神经系统的激活，进而调节情绪。音乐疗愈越来越多地被用于缓解焦虑、抑郁情绪，其对改善阿尔茨海默病患者、帕金森患者和脑卒中患者的焦虑、抑郁情绪均有积极效果。

Birthe K. Flo 等为探讨音乐疗愈对阿尔茨海默病患者情绪的影响，纳入 135 例阿尔茨海默病患者，随机分为音乐疗愈组、常规康复训练组和对照组。研究结果显示，音乐疗愈能有效改善阿尔茨海默病患者的抑郁情绪。Katlyn J. Peck 等的研究同样发现音乐疗愈能有效改善阿尔茨海默病患者的焦虑、抑郁情绪，这可能与音乐能够激活情感、奖励和决策相关的大脑区域有关，比如杏仁核和腹侧纹状体等。

黎松林等为探讨积极情绪音乐疗法对帕金森患者焦虑、抑郁情绪的影响，纳入 34 例帕金森患者进行试验，其中常规治疗组进行常规康复训练，综合治疗组进行常规康复训练联合积极情绪音乐疗法，由音乐治疗师通过音乐展现的情感来协同引导并调动患者的正面情绪，每日 1 次，每次 60 分钟，每周 6 次，共治疗 4 周。研究结果发现，综合治疗组的焦虑自评量表评分和抑郁自评量表评分均明显低于常规治疗组，表明积极情绪音乐疗法能够有效改善帕金森患者的焦虑、抑郁症状。

郑思琪等为探讨双耳节拍音乐疗法对脑卒中患者焦虑、抑郁情绪的影响，将 141 例脑卒中患者随机分为双耳节拍音乐组、普通音乐组和对照组。研究结果发现，双耳节拍音乐疗法对脑卒中偏瘫患者焦虑、抑郁情绪有明显的改善作用。双耳节拍音乐是在普通音乐的基础上增加差频设置，所用的差频设置为 3~5 Hz，属于 delta 频段和 theta 频段的范畴，又为低频频段。低频频段的音乐会让人体进入类似于冥想的皮层活动状态，影响自主神经活动，增加放松感，缓解焦虑、抑郁情绪，故双耳节拍音乐疗法相较于普通音乐疗法对焦虑、抑郁的改善效果进一步增强。再者，相关研究发现，舒缓的爵士乐同样属于低频频段的音乐，能够有效减少焦虑、抑郁，有助于人体进入放松状态。

## 四、前沿及展望

音乐疗愈作为一种新兴、非药物的干预手段在神经系统疾病的运动功能、语言功能、认知功能、情绪调节的康复治疗中均发挥着积极作用，具体表现为增强肢体运动功能、改善语言功能、提升注意力及记忆力、缓解焦虑抑郁。相关机制主要包括听觉—运动共振机制、大脑的可塑性、奖赏系统的激活、镜像神经元的激活、感觉运动网络的激活、神经递质的分泌和自主神经系统及神经内分泌系统。

近年来，越来越多的研究表明，音乐疗愈联合其他干预手段对疾病的治疗效果可能比单一干预手段更佳。相关研究发现，音乐疗愈联合经颅直流电刺激能增强左侧背外侧前额叶皮质的兴奋性，促进半球间抑制达到平衡状态，从而有效改善失语症患者的抑郁情绪。再者，相关研究发现，音乐疗愈联合重复经颅磁刺激能有效修复受损神经元、促进脑神经元生长及脑部血液循环，从而显著改善语言障碍半智力低下患儿的交流能力及智力发育情况。此外，有研究将脑机接口系统应用于音乐疗愈领域，该研究旨在通过构建一个能够自主检测并调节用户情绪状态的音乐疗愈型脑机接口系统，为传统音乐疗愈中只能通过音乐治疗师为介入辅助治疗的形式提供新的治疗方案。该系统旨在通过脑电图、心电图采集用户的生理信号，运用情感状态检测系统准确识别用户当前的情绪状态，并通过计算机算法确定用户的目标情绪状态，最后通过音乐生成器生成情绪唤起音乐，帮助用户自主调节情绪状态。由此可见，音乐疗愈的临床研究及未来临床应用正逐渐往多样化的趋势发展，以期发挥最大的效益。由于大多数关于音乐疗愈的研究仍为小样本研究，且研究对象存在一定的异质性，未来还需要更多循证医学研究用以探讨音乐疗愈可能的作用机制并完善临床治疗。

（林强）

# 第四节　音乐治疗与儿童康复

音乐无处不在，音乐能为孩子们的生活和康复提供素材，丰富孩子们的感官世界。因此，音乐治疗作为一种新兴的治疗手段，在特殊儿童康复中有着天然的优势，在儿童康复领域中具有广泛应用。

## 一、概述

儿童康复是指针对儿童时期出现的各种身体、心理、行为等问题，采取一系列措施和治疗方法，以促进儿童全面发展的一种康复手段。

儿童康复的人群一般是特殊儿童。特殊儿童，广义的理解，是指与正常儿童在各方面有显著差异的各类儿童。这些差异可表现在智力、感官、情绪、肢体、行为或言语等方面，既包括发展上低于普通儿童，也包括高于正常发展的儿童以及有轻微违法犯罪的儿童。在《美国特殊教育百科全书》中，儿童被分为天才、智力落后、身体和感官有缺陷（视觉障碍、听觉障碍）、肢体残疾及其他健康损害、言语障碍、行为异常、学习障碍等类型。狭义的理解，专指残疾儿童，即身心发展上有各种缺陷的儿童，又称"缺陷儿童""障碍儿童"，包括智力残疾、听力残疾、视力残疾、肢体残疾、言语障碍、情绪和行为障碍、多重残疾等类型。

对特殊儿童，一般常见的儿童康复治疗方法有物理治疗、作业治疗、语言治疗、心理治疗、教育疗法、引导式教育、音乐治疗等。

## 二、音乐治疗在儿童康复的作用原理

音乐治疗作为儿童康复方法中的一种，其旨在利用音乐的各种元素，如音色、力度（强弱）、速度（快慢）、音量、音高、音长（节奏）、旋律、歌词、和声、曲式、调式、音乐类型等，通过聆听、演唱、演奏、即兴演奏音乐等方式，刺激儿童的听觉、触觉、视觉、动觉等多重感官，涉及儿童的情绪情感、感知觉、社交沟通、运动、认知、语言、行为、心理及音乐等领域。通过对音乐的情感表达、节奏把握、音高感知和认知元素的把握，刺激儿童的大脑结构，调节身体内部的神经、心理、生理等方面，帮助儿童提高语言表达能力、社交能力、注意力集中能力以及身体素质等，从而在儿童康复过程中发挥积极作用。

## 三、音乐治疗在儿童康复的应用

音乐治疗可以通过歌唱、演奏乐器、音乐欣赏等活动形式，调动儿童的兴趣和主动性，增强儿童的自信心和表达能力，为儿童康复过程提供有益的支持。具体运用方法有音乐聆听（听觉体验）、音乐触觉（触觉体验）、歌唱（在聆听基础上，留空接唱）、音乐运动（创造性的运动/舞动、节奏训练和模仿）、音乐游戏（在游戏中增加感官或者社交的体验）、即兴发音（歌唱单独或者组合的音；伴随正确的音调变化或者呼吸）、即兴演奏（个体或者团体的即兴模仿、演奏）以及对能力好的儿童可以加入音乐知识（音乐教育）的内容。

### （一）音乐治疗的操作流程

特殊儿童音乐治疗操作流程，大致可分为五部分：接收、评估、计划、干预和评价。

#### 1. 接收

音乐治疗师决定自己是否有能力及合适的时间接收（acceptance）患儿进行音乐治疗。

#### 2. 评估

评估（assessment）指治疗师对患儿的能力、问题和需求进行分析，须在治疗开始前完成。这一流程反映了患儿的成长背景和目前的状况，为设定治疗目标提供依据。

（1）资料收集。音乐治疗师在初始会面中需要对患儿的整个状态和基础能力等进行观察。治疗师可通过各方面资料，如口头访谈、问卷，结合从医生、其他治疗师或者病例中获得的资料，了解患儿个人信息、基础能力、成长史、家庭、医疗疾病、心理、教育、康复、重要事件，以及与音乐的关系等。

（2）音乐治疗评估。①评估表：音乐治疗评估的内容可以包括情绪情感、感知觉、社交、认知、语言、运动、音乐及心理等相关能力。音乐治疗评估除参考其他评估工具之外，可使用音乐治疗评估表。因考虑特殊儿童病种、病症以及操作的便利性，治疗师可制定适合自己临床操作的音乐治疗评估表（如用观察记录方法等）来跟踪测查，像问卷型、文字叙述型、分级量表型等形式。A.　问卷型。例如，人际反应：主动（　　　）被动（　　　）回避（　　　）无反应（　　　）不依恋亲人（　　　）无目光对视（　　　）对环境及人无兴趣（　　　）在被叫时无应答（　　　）。B.　文字叙述型。治疗师分别对患儿的情感/情绪、感知觉、交流、语言、生理/运动功能、认知功能、行为、心理、音乐等方面进行文字的描述。C.　分级量表型。例如，与他人交流意愿：强烈（　　　）中等（　　　）很少（　　　）没有（　　　）。②评估活动。考虑患儿当前的年龄和发展水平，制定符合患儿能力的评估活动计划表（见表 5 – 1）。③评估总结。须记录患儿当前的劣势能力以及优势能力，患儿和音乐的关系，以及治疗师认为患儿可以改善的部分。

表 5 – 1　评估活动

| 活动名称 | 活动步骤 | 领域 | 材料 |
|---|---|---|---|
|  |  |  |  |
|  |  |  |  |
|  |  |  |  |
|  |  |  |  |

### 3.　治疗计划

在评估完成并分析之后，需要根据评估结果设定音乐治疗计划（treatment planning），即在一个疗程之内患儿所要达到的治疗目标及使用的干预方法的个性化计划。评估结果中的劣势，可考虑作为治疗目标。音乐治疗的计划为：

（1）患儿的基本资料。包括姓名、性别、年龄和诊断，以及现阶段的问题、需求。

（2）音乐治疗目标（长/短目标）。①长期目标。用 Goal（G）表示，是对所期待的治疗最终结果的宽泛描述，包含期待改变的方向（如提高/改善、降低/减少等）和期待改变的能力（如自我表达、追视能力等），如提高患儿的语言模仿力。②短期目标。用 Object（O）来表示，是对如何完成长期目标进行进一步的明确与解释。短期目标通常是较小的且可以被观察和测量的目标（如患儿模仿治疗师发出特定声音的次数）。短期目标书写包含三个部分，即条件、行为和标准。条件是指期待的行为是在什么时间、什么状况进行；行为是指治疗中患儿要矫正或改变的问题行为、目标行为；标准是指靶行为须达到什么程度，即经过多少次数、时间才算达到。例如，截止到 5 月 31 日，患儿在任意的一次治疗中，在模仿发音环节中给其 4 次机会能有 3 次可正确模仿治疗师的发音。条件是截至 5 月 31 日的任意一次治疗的模仿发音环节。行为是患儿能正确模仿治疗师的发音。标准是在 4 次机会中，治疗师会分别发出"wu, la, o, ya"的声音，患儿能模仿出任意声音 3 次，即完成目标。需要注意的是，治疗师应考虑目标的难易程度。

（3）治疗设置。确定治疗的时间和地点、治疗的频率、个体治疗或者小组（人数）的治疗形式等。音乐治疗技术实施过程，治疗师对将会用到的治疗方法和音乐活动进行简要叙述。例如，治疗方法是运用再创造的方法，音乐活动是运用儿歌《小星星》，治疗师带领患儿进行创作和接唱等。

（4）活动计划。制定音乐治疗活动 Activity（A）时，活动步骤尽量描述清楚（见表 5 - 2）。

表 5 - 2　治疗计划

| 一、基本信息 | |
| --- | --- |
| 个训/小组姓名（年龄） | |
| 诊断： | |
| 时间： | |
| 地点： | |
| 二、长期目标（Goal） | |
| 1 | |
| 2 | |
| 三、短期目标（Object） | |
| 1 | |
| 2 | |
| 3 | |

（续上表）

| 4 | | | |
|---|---|---|---|
| 四、治疗活动（Activity） | | | |
| 活动名称 | 活动步骤 | 目标 | 材料 |
| | | | |
| | | | |
| | | | |
| | | | |
| 五、靶行为 & 操作性定义 | | | |
| | | | |
| | | | |
| 六、总结 | | | |
| 音乐治疗师 | | 日期 | |

注：长期目标 G，会用提高/改善、降低/减少来设定方向，如提高患儿的参与度或减少患儿的刻板行为；短期目标 O，则对应长期目标；为了更好地完成目标，长期目标建议每次不要超过 3 个；活动 A 则是对应短期目标而设计。

### 4. 治疗实施

音乐治疗师根据治疗计划中的设定进行治疗（treatment intervention）。

治疗记录是音乐治疗师用客观和主观的表述对治疗中的现象，以及治疗师如何对患者进行干预等情况进行描述，记录相应的行为数据和简短的文字信息。行为观察表可用√或者×来表示患儿是否完成（见表 5-3）；可用数字来记录行为的数据表（见表 5-4）；记录每次目标行为的时间，比如注意力的时间，用曲线图来呈现整个治疗过程，使用时应注意时间单位（如图 5-3 所示）。对每次治疗文字记录的部分，如 DARP（Data，Action，Response，Plan）。资料（Data）：描述与患儿有关的信息，即今天是几月几日，患儿的基本情况、今天的环境如何。行动（Action）：记录今天进行的治疗活动和框架。反应（Response）：描述患儿对治疗活动的反应，记录治疗过程的重要信息。计划（Plan）：概述之后的治疗计划，即下次干预的治疗要点和想法。

表 5 - 3　行为观察 1

| 行为 | 治疗 1 | 治疗 2 | 治疗 3 | 治疗 4 | 治疗 5 | 治疗 6 | 治疗 7 | 治疗 8 | 治疗 9 |
|---|---|---|---|---|---|---|---|---|---|
| 行为 1 | | | | | | | | | |
| 行为 2 | | | | | | | | | |
| 行为 3 | | | | | | | | | |

表 5 - 4　行为观察 2

| 靶行为 | 治疗 1 | 治疗 2 | 治疗 3 | 治疗 4 | 治疗 5 | 治疗 6 | 治疗 7 | 治疗 8 |
|---|---|---|---|---|---|---|---|---|
| | | | | | | | | |
| | | | | | | | | |
| | | | | | | | | |

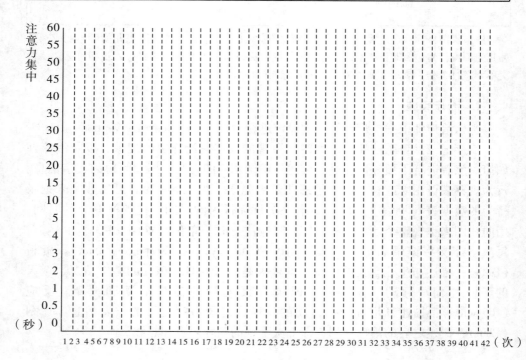

图 5 - 3　注意力曲线

### 5.评价

评价（evaluation）也是治疗总结，是在患儿的治疗结束后对治疗干预效果进行的检验。治疗师根据患儿当前程度和状态书写音乐治疗评价，对治疗进行总结。音乐治疗评价应包含整个治疗的起止日期和治疗的频率、次数、方法，患儿当前的功能水平，患儿相较于最近一次评估时的变化进展，目标完成的情况，等等。

## （二）实践及案例

在国际上，音乐治疗已经被各种儿童康复机构广泛应用，如公立医院、私立医院、孤独症康复中心、智力障碍康复中心等。音乐治疗可以帮助儿童改善情绪、提高社交技能和语言表达能力，从而使康复过程更加顺利。

在特殊教育学校中，音乐治疗可以帮助教师更好地理解儿童的学习方式和特点，从而制定更有效的教学策略。同时，音乐治疗也可以帮助儿童提高学习效率和自信心，更好地应对学习和生活中的挑战。

家庭中的应用案例表明，在家中，父母可以通过与孩子一起唱歌、演奏乐器等方式，增进亲子关系和孩子的表达能力。此外，通过音乐欣赏等活动，还可以培养孩子良好的听力和注意力集中的能力，有助于提高音乐兴趣和社交技能。

### 【案例】

分享一个孤独症谱系障碍儿童的案例，旨在提供治疗思路。说到孤独症谱系障碍儿童，音乐治疗对改善其交流、注意力以及与他人互动等基础能力和音乐能力方面具有显著的效果。孤独症谱系儿童经常表现出对音乐及其组成部分的兴趣，如节奏、音调、和声或音色等，他们似乎通过乐音更容易交流。

患儿君君，男，2岁10个月，临床诊断为儿童孤独症。患儿的资料总结如下：

情感—社会：患儿情绪稳定，愉悦的情绪少，情感多平淡；喜欢食物，其他主动兴趣少；对母亲稍有依恋，主动性和配合能力弱。

人际反应：交往被动，呼其名无应答；疾闪式目光对视，与人目光交流差，须提示；指令理解、应答、人际互动弱。

交流：交流意识弱，能完成拍手等简单指令，模仿能力弱，对同伴的关注少。

语言：语言理解方面，能听懂并执行简单指令；语言表达方面，无明显有意义的发音，有模仿发音，常重复无意义的声音，两字叠音发音多，有刻板"yi"的发音；有一定语音清晰度。

行为：有安坐意识；多动，自我控制能力弱；喜欢自己玩；要求未被满足时，急躁、哭闹，缺少等待能力。

注意力：对喜欢的事物注意力较好，无目标时注意力分散；联合注意力缺陷。

感知觉：视觉优势明显，喜欢图片、拼图等，喜欢灯光刺激，喜欢绿色；有听觉选择性；有触觉防御，不喜欢穿鞋。

音乐：对音乐有反应，但有选择性，喜欢舒缓的音乐，喜欢钢琴曲，对节奏感强烈的音乐抵触；喜欢不停按复读机反复听一段音乐；喜欢沙蛋，主动要求治疗师打开沙蛋盒；对节奏、音色、旋律的感知弱。

患儿每周接受音乐治疗 3～5 次，每次 30 分钟，参与形式为"一对一"或"一对二"；地点在孤独症治疗中心音乐治疗室；治疗师的主要乐器为吉他。

**第一阶段**

患儿整体能力，包括人际反应、交流沟通、模仿、注意、行为、语言等均弱，有对简单指令的听理解能力，训练先注重感知觉、交流方面的改善。

长期目标：

G1．提高感知觉；

G2．提高交流能力。

短期目标：

O1．截至 4 月 30 日，儿童在 5 秒内做出寻找声源的行为反应（声源持续）（G1）；

O2．截至 4 月 30 日，儿童能在声源出现 3 秒内关注到声源（乐器声音响 1 次）（G1）；

O3．截至 4 月 30 日，儿童能关注同伴 1 次/节（G2）；

O4．截至 4 月 30 日，儿童能完成《幸福拍手歌》中的"拍手、跺脚、拍腿、拍肚子"指令（G2）；

O5．截至 4 月 30 日，患儿能主动完成与治疗师的对拍 1 次/节（G2）；

O6．截至 4 月 30 日，患儿要求玩喜欢的乐器时，与治疗师的主动目光对视 2 次/节（G2）；

O7．截至 4 月 30 日，患儿要求玩喜欢的乐器时，与治疗师目光对视 3 秒/次（治疗师提示）（G2）；

O8．截至 4 月 30 日，患儿对有兴趣的乐器，有"我要"的发音意识（G2）。

音乐活动：

A1．《你好歌》：君君你好，你好，你好，君君你好。

《你好歌》是让患儿对治疗有种仪式感：是的，我们的治疗现在开始！

A2．乐器：选择摇铃、海鼓、木琴演奏并让患儿寻找声源（O1、O2）。

让患儿挑选自己喜欢的乐器 2～3 件（O6、O7、O8）。

A3. 儿歌聆听：治疗师吉他弹唱歌曲《小星星》《我的好妈妈》《数鸭子》《两只老虎》《小老鼠上灯台》共5首（O3、O5）。

A4.《幸福拍手歌》的旋律，让患儿完成拍手、跺脚、拍腿、拍肚子、点头、摇头等指令（O4）。

A5.《再见歌》，让患儿与治疗师说再见，并让其感受到治疗结束。

总结：因为患儿每天情绪状态不同，因此会在此音乐活动的基础上有增减。

**第二阶段**

第一阶段结束时，患儿已达到初定的目标。患儿的感知觉，尤其听觉的敏感度有所提高。治疗师对治疗目标稍做调整，增加认知部分。如患儿对儿歌和乐器有了接触，在此基础上，治疗师增加一些对儿歌及乐器认知的内容。此阶段长期目标为交流和认知的改善。

长期目标：

G1. 提高交流能力；

G2. 提高认知。

短期目标：

O1. 截至6月15日，患儿能关注到同伴并能在治疗师的指令下主动完成和同伴相互拍手1次/节（G1）；

O2. 截至6月15日，患儿能完成《小手拍拍》中的4个指令（治疗师可提示）（G1、G2）；

O3. 截至6月15日，患儿对有兴趣的乐器，有"我要"的主动发音（不计清晰度）（G1）；

O4. 截至6月15日，患儿与治疗师或同伴对拍手时，配合"耶"的主动发音1次/节（可提示）（G1）；

O5. 截至6月15日，患儿要求玩绿色沙蛋时，可等待5秒（G1、G2）；

O6. 截至6月15日，患儿可完成4种沙蛋颜色的指认（G2）；

O7. 截至6月15日，患儿可完成《小星星》中每句最后的晶晶、星星、明、睛、晶晶、星星的接唱（不计清晰度）（G1、G2）；

O8. 截至6月15日，患儿可模仿治疗师完成《小老鼠上灯台》中咕噜滚下来的动作（G1、G2）。

音乐活动：

A1.《你好歌》：君君你好，你好，你好，君君你好。

A2. 儿歌演唱：治疗师吉他弹唱歌曲《小星星》《我的好妈妈》《数鸭子》《两只老虎》《小老鼠上灯台》共5首，治疗师每次选择2~4首，演唱时空出患儿接唱的句末一两个字（O7、O8）。

A3. 歌曲《小手拍拍》，让患儿指认头发、耳朵、嘴巴、鼻子、眼睛（O2）。

A4. 乐器：沙蛋、海鼓、木琴 3 种乐器中，让患儿挑选自己喜欢的一种。若患儿有其他喜欢的乐器也可以。让患儿探索乐器的声音，让患儿学会等待（O1、O3、O4、O5、O6）。

A5. 《再见歌》，让患儿与治疗师说再见，并让其感受到治疗结束。

总结：新的音乐活动患儿都很排斥，要适应几次才慢慢接受，因此，治疗中重复是重要的，活动的难度对患儿要适中。

## 第三阶段

患儿现对儿歌很感兴趣，治疗师尝试在改善交流的基础上，将语言能力的提高列入目标。

长期目标：

G1. 改善沟通；

G2. 改善语言。

短期目标：

O1. 截至 8 月 1 日，患儿对有兴趣的乐器，有"我要"的发音（计清晰度）（G1、G2）；

O2. 截至 8 月 1 日，患儿可说出 4 种沙蛋颜色（不计清晰度）（G1、G2）；

O3. 截至 8 月 1 日，患儿说出"我要八音琴"的发音（不计清晰度）（G1、G2）；

O4. 截至 8 月 1 日，患儿可接说雨声响"筒"（计清晰度）（G1、G2）；

O5. 截至 8 月 1 日，患儿可完成《好妈妈》中每句中间或句末的词语抑或单字共计 5 次（不计清晰度）（G1、G2）；

O6. 截至 8 月 1 日，患儿可完成《数鸭子》中每句中间或者句末的词语抑或单字共计 5 次（G1、G2）。

音乐活动：

A1. 《你好歌》：君君你好，你好，你好，君君你好。

A2. 儿歌演唱：治疗师吉他弹唱歌曲《我的好妈妈》，并留出空间让患儿接唱"妈妈、家、天、呀、妈妈、下、查、吧、妈妈"；歌曲《数鸭子》，留出空间让患儿接唱"鸭、二、四、六、七、八、嘎嘎、呀、鸭、花、话、别、鸭蛋、抱、家"（O5、O6）。

A3. 乐器：沙蛋、海鼓、雨声响筒、八音琴或患儿喜欢的乐器，让患儿叫其名称，并让患儿学会等待（O1、O2、O3、O4）。

A4. 《再见歌》，让患儿与治疗师说再见，并让其感受到治疗结束。

总结：本阶段的活动是上一阶段的延续，并加入了语言发音的部分。本阶段，患儿对有节奏感的音乐兴趣提升，有主动跟随节奏晃动身体的表现。

这个案例的最终目标是发展患儿语言能力，但思路并非开始就落在语言上，而是经过加强感知觉、沟通和认知，再到语言能力发展的目标阶段。

在治疗中，还需要强调，一是音乐治疗师为儿童提供几种乐器，并观察患儿和乐器的关系，如果患儿对这个乐器没表现出什么兴趣，治疗师可能要鼓励患儿多尝试几次；如果治疗师坚持但患儿仍不参与，治疗师需要尊重其选择。二是交流最初体现为非语言交流。非语言交流可能发生在与语言无关的部分，如肢体动作、面部表情、目光接触、睁大眼睛、服装、发音姿态、笑容等。面部表情是引导非语言交流最重要的方式之一，因此，音乐治疗师在治疗中的面部表情要明显或夸张一些，才能刺激患儿的感知觉。三是治疗师需要关注患儿的情绪。如果患儿很排斥某件乐器或某首歌曲，治疗师不要强迫其接受，让患儿有自主选择的权利；如果患儿本次治疗情绪不好，治疗师可以放下治疗目标和治疗活动，做一些可以让患儿身心愉悦并建立连接的事情。此外，虽然治疗师有治疗计划和活动，但这并非固定不变的，要根据实际情况有所调整。灵活性在治疗中非常重要。对孤独症谱系障碍儿童，改善其交流是必要的，而交流需要以加强感知觉为基础，再涉及情绪和认知能力，这些思路需要音乐治疗师根据评估来建立。对无发音或者发音很少的孤独症患儿，治疗中自发的语音是很宝贵的，这是在音乐环境刺激下本能的表现。虽然本研究中这部分并未作为治疗目标呈现，但却是很常见的现象。此时，治疗师一定要鼓励患儿，即使此时的自发语言并非患儿有意义的语言，但患儿主动突破不发音的局面也极为可贵。四是针对孤独症患儿语言交流的音乐治疗，有很多流派和方法，本案例呈现的只是一部分。音乐治疗师有自己擅长的治疗方法，但无论哪种方法，都需要在音乐和治疗两方面加强，需要必要的专业训练。

## 四、前沿及展望

随着人们对音乐治疗认识和理解的逐渐加深，音乐治疗在儿童康复领域中的应用范围和影响力也在不断扩大。未来，音乐治疗有望在更多类型的儿童康复机构中得到应用和推广。

尽管音乐治疗在儿童康复领域中已经取得一定的成果，但在实际应用过程中仍面临一些问题和挑战，如缺乏规范的培训和资格认证体系、音乐治疗的推广不足等。

为了更好地发挥音乐治疗在儿童康复领域中的作用，未来需要建立规范的培训和资格认证体系，提高治疗师的专业水平。同时，加强音乐治疗与医学、心理学的结合，提高治疗的科学性和有效性。此外，还需要加强音乐治疗在家庭和社区中的应用，方便家长和孩子随时随地享受音乐治疗带来的好处。

（李华钰）

# 第五节　音乐与传统康复

## 一、概述

### （一）中国传统音乐理论

中医音乐疗法起源很早，有大量文献对音乐的原理进行探讨，并形成相关理论。我国第一部音乐理论著作《礼记·乐记》中有"凡音之起，由人心生也。人心之动，物使之然也。感于物而动，故形于声"，论述了生命与音乐是通过"感"而"动"密切联系的，并认为音乐、声音是人内心活动在物质世界的呈现。另外，《礼记·乐记》中有"顺气成象，而和乐兴焉""乐者敦和"，《左传》中春秋时期秦国名医医和提道"于是有烦手淫声，可以慆堙心耳，乃忘平和"，则强调了音乐有"和"（指协调、调节）万物的作用。

### （二）中医五音疗法

在传统声乐、音乐观的基础理论框架上，传统音乐根据阴阳五行理论，发展了"乐药同源"和"同声相应"理论和中医五音疗法，明确了音乐具有治疗作用。

五音序列是由《管子·地员》三分损益法确定的，分别为"宫、商、角、徵、羽"。春秋战国时期，五音疗法已初具雏形，在《黄帝内经》体系中，五音与人体、天地的关系得到了阐释和发挥，如"天有五音，人有五脏；天有六律，人有六腑"，从而构建了"五音通五脏，亦可调五脏"这一理论基础。

在"取类比象"这一中医整体象思维指引下，传统中医五音各具特点，并与五脏藏象相密切对应，"宫"调式音乐风格悠扬沉静，犹如"土"般宽厚结实，可入脾；"商"调式音乐风格高亢悲壮，铿锵雄伟，具有"金"之特性，可入肺；"角"调式音乐构成万物回春、萌动升发的旋律，曲调舒畅而富有生机，具有"木"之特性，可入肝；"徵"调式音乐活泼轻松，旋律自由跌宕，具有"火"之特性，可入心；"羽"调式音乐风格清纯、凄切哀怨，具有"水"之特性，可入肾。五音与五行、五脏、五志、五方、五气、五色、五味、五时均有相互对应关系，这种关系体现了一种系统对应、协同和整合的观念，更体现了音乐与天地宇宙、五脏气机和情志密切联系的传统音乐哲学思想。从"同气相求、同声相应"理论出发，音乐的五音调式能与相对应的脏腑与经络发生更好的"同频共振"现象，可以促进人体阴阳气血的协调，以五音和合的调式来调节七情六欲，使人体达到阴平阳秘。因此，运用五音来调节人体身心状态成了一种独特的传统治疗途径。

## 二、状态导向音乐疗法

### （一）背景

音乐作为一种文化产物，同时具有一定的医疗价值。临床研究表明，音乐治疗对人的心身疾病具有显著的疗效。中医音乐治疗历史悠久，从古代的巫医音乐、《黄帝内经》的五音疗法到如今的中医五行音乐、音乐养生等治疗模式，均是传统音乐医疗价值取向的体现。当代基于传统医学、传统音乐治疗模式的系统构建仍然欠缺。故研究中国传统医学与音乐治疗的理论与方法，构建适合本土人文、符合现代医疗与健康价值取向的音乐治疗模式具有重要意义。

传统音乐治疗涉及中医学、艺术、美学、人文等诸多学科，其在现代医学模式下的学科化和应用却受自身属性的阻碍。有学者认为，所有音乐治疗都需要符合西方音乐治疗的标准与规范，具体来说，要有规范、专业的诊断评估、操作干预和评价指标，强调人与音乐互动所带来的生理效应。也有学者认为，传统音乐治疗在原有理论的基础上，可保持其原始形态，如基于中医理论的五行音乐等，强调音乐的人文特性与人在音乐中的体验、感受。如何在保留传统音乐治疗理论与经验的同时，形成较为规范、可行，且以基础研究和循证医学为支撑的音乐治疗模式，是当代中国音乐治疗中值得研究的课题。

### （二）状态观概述

辩证是指辨别患者的功能状态。状态是现代系统科学常用的概念之一，是在人体生命过程中，在内外因素作用下人体内部以及与外部复杂关系的连续总体。状，是对机体局部或整体的部位、形状和结构的概括；态，是特定阶段生命活动的姿势、特征与变化规律。状态，既是空间与时间的统一，也是局部与整体的统一。

状态观由学者余瑾教授提出，以人体当下的身心状态信息为中心，统合结构功能观的一种人体系统科学概念，状态的核心是人体意识能动性，人体的行为、情绪、认知等状态是不断变化的，且这些状态信息对身体的生理病理状态，也同时产生重要的影响。

在状态观中，个体的状态被分为两种：偏移态和中和态。正常状态指个体的身心状态处于平衡稳定的状态，心平气和，感觉良好，思考清晰，能够有效应对周围环境的变化。而偏移状态则指个体的身心状态处于不平衡、不稳定的状态，可能表现为情绪波动、焦虑、忧郁等，进而影响身体生理病理。偏移态，也是个体身心健康的一种表征，包含健康态、亚健康态和疾病态，因此，应该以正面积极的态度对待并加以干预，导引入健康态频道。中和态，则是健康态，可进一步升华优化人体的功能状态，实现进化。

状态观，可以在心理学、教育学、临床医学等领域应用，例如，在心理治疗中，治疗师会关注患者的当下状态，围绕提升心能来设计治疗方案。在教育学中，老师会关注学生的学习状态，把握心能，提高终极教学质量。在临床医学中，医护人员把握了意识能动性，会善于维护情绪，提升患者依从性和临床疗效。状态观强调了个体生命中当下心身状态的关键性，提醒人们要关注自己的意识能动性，重视心能，及时调整积极意识心态，维护身心健康。为生命健康领域开拓一条明确的"心"方向和新道路。

状态导向音乐疗法（guided state music therapy，GSMT）的定制编排，是根据人体不同状态的特点，包括正常状态、压力状态、忧郁状态、焦虑状态、创伤状态和七情特点等，统一分为中和态和七情偏移态，围绕"中态平和"核心来展开，调和偏移，回归中和，形成一种有传承特色的创新型音乐治疗技术。按 GSMT "理法方药"原则，基于人体兴奋和抑制的基本意识功能状态，把握对应音乐元素的"寒热温凉"，进行对"乐性"和"药性"的联合分析，引导人体整体状态变化的"升降浮沉"，"君臣佐使"组合成定制状态音乐。根据被调理者的身心状态辨识，来进行辨证施乐，状态音乐疗法可帮助人们进入特定的自我意识状态，以达到调节身心状态偏移的效果。（如图5-4所示）

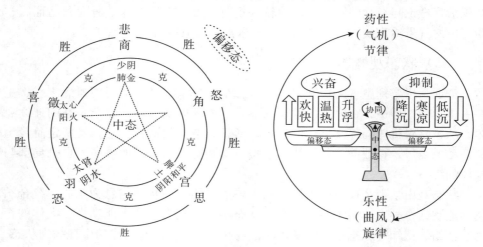

图5-4　GSMT情志状态与音乐调整——乐性之"和"

状态导向音乐治疗，通常由训练有素的中医音乐调理师或音乐理疗师来进行。调理师会根据患者的需求和目标，围绕"平和"这一中心，以"形神合一"为法则，以"心能—意识能动性"为关键，进行评估和定制治疗计划。在治疗过程中，根据个体的情况，选择适合其当下状态的音乐进行治疗。在播放音乐时，结合放松导引、守神观想等技巧，帮助个体进入内在放松、平静的状态，进入内在"平和"自我意识核心状态，围绕"平和"这一中心，通过定制状态音乐的内化和外化引导，进行放松、专注或创造力等意识能动性状态调节，来调整或加强这种"平和"状态，促进形神协调达到合一，促进身心健康。

GSMT 音乐疗法适用于各种有身心不调症状的人群，同样适用于健康人群，可以帮助人们达到减轻压力、改善情绪、促进睡眠和提升心能等良好效果。

### （三）状态导向音乐疗法概述

状态导向音乐疗法融合中医理论、传统以及现代音乐疗法理念和技术，以辨证和状态评估为导向，根据患者的身心状态（疾病、证型、体质和气质等）选择治疗模式，搭配或定制组合音乐，并以"守神"为要，调和阴阳，唤醒、激活和转化患者的意识能动性，使人体系统进入系统平和的低耗散优化状态，进而促进心身疾病的痊愈与康复。GSMT 技术是融合古今中外各种音乐治疗的创造性转化和创新性发展，继承和创新出音乐放松、音乐守神、音乐内化、音乐外化和团体组场音乐治疗等技术，既有传统技术的简便效验优点，又有符合时代发展的未来科技感。比如，临床上最常用的聆听式音乐治疗技术，经过GSMT 提炼后，有了"平和"心能的核心灵魂，即可采用东方传统特色音乐，也可应用西方特色古典音乐，以及大自然音乐等各种音乐元素进行调配，按照中医"辨证论治"的原则，进行个性化定制。

### （四）状态导向音乐疗法治疗流程、形式与结构

#### 1. 治疗前评估与方向

除了基本资料收集、中医辨证以及其他评估之外，还要对患者的音乐取向、接受度、音乐素养及能力等进行评估。完成诊断和评估后确定长期与短期治疗目标：短期目标常以解决症状为主，如缓解疼痛、改善睡眠等；长期目标则是帮助患者心身状态的康复和提升生活质量。最后则进行 GSMT 治疗形式的确定，并根据治疗模式进行辨证施乐方案或处方的制定。

#### 2. 音乐干预与治疗记录

正式治疗要求环境舒适安静、空气流通、光线柔和，且音乐播放时音量适中。以聆听为主的治疗方式包括背景音乐放松、耳机单独播放音乐欣赏以及音乐联合语言诱导等不同方式。具体方法是患者取卧位或坐位，安静聆听经治疗师筛选的音乐处方或定制的引导式音乐。在聆听过程中，可通过语言引导患者感受肢体的感觉，或引导其意识进行想象，尝试进入更深层的内在心身世界。若结合外化式治疗，则可结合导引运动（太极、站桩等）、针灸治疗（音乐电

针等)、体感音乐治疗、推拿等治疗方法;若进行团体治疗,则可以鼓励患者进行集体讨论,宣泄自己的情感,互相支持和安抚,加强相互间的理解和沟通。每次治疗均要求记录患者基本资料、治疗时长、治疗过程的表现、有无不良反应等,并在治疗结束后一段时间进行随访。

GSMT 治疗形式主要分为"内化式"与"外化式"。在此基础上,可采取动静结合、个体与团体结合,或结合其他治疗方式。每个治疗周期中可有多种治疗形式。治疗师可根据状态评估、辨证与实际情况,结合内化式与外化式 GSMT 进行音乐治疗处方结构的制定。①内化式。主要以内化为导向,以被动式、接受式的音乐聆听为主要形式。其目的是产生音乐的心理效应和获得音乐体验,有利于被治疗者回归内在与自我,改善身心状态。具体操作技术是根据状态与辨证选取音乐,或选取中正平和的乐曲进行播放,令患者放松、安静地聆听。操作重点是引导患者将注意力集中于当下,并有意识地觉察音乐、呼吸声、身体的一切感受与心里的想法,做到接纳且不做评判,或引导患者跟随音乐进行意象想象,转化其内在意识与认知。②外化式。主要以外化为导向,以主动性、活动性或创造性即兴音乐治疗等为主。具体包括音乐创作(演唱、演奏和乐器学习)、音乐哼唱、音乐运动和音乐经络拍打等。外化式治疗要求患者亲自参与各种音乐活动或训练,促进由内心到外身的表达或演绎。

## (五)状态导向音乐疗法的应用

GSMT 的应用范围广泛,可以应用于心理治疗、精神科医学、康复医学、老年医学等多个领域,亦可以应用于不同的疾病和情绪状态,如焦虑、忧郁、失眠、慢性疼痛、心脏病和癌症等,可以作为综合调理治疗的一部分,或单独使用均可。

2008 年 5 月 12 日,四川汶川发生地震。同年 7 月,广东省中医药学会音乐治疗专业委员会组织"音乐爱心家园"进行为期三年的"抗震救灾—音乐治疗心身康复援助行动",应用中医康复和状态音乐治疗技术,在临床实践中取得了良好效果,共调治 1300 多名病人。其中,音乐疗法心身康复调整的病人患者达 300 多人次。2008—2023 年,广东省中医药学会音乐治疗专业委员会组织过多次 GSMT 国家中医药继续教育培训班,共培训学员 500 多人次。

2023 年 6 月 7 日,以状态音乐导向治疗为基础孵化的"数字中医·音乐心能驿站"综合调理系统,首次在深圳国际会展中心(宝安)举行的中国文化产业第一展——第十九届中国(深圳)国际文化产业博览交易会粤港澳大湾区展馆亮相,吸引了一众参展者与科技产业界相关人士的关注,积极聚拢相关产业与中青年人才产、学、研一体的跨界合作。这次文博会,吸引了 50 个国家和地区、2688 家线下参展商。这是中国唯一一个国家级、国际化、综合性的文化产业博览交易会,是中国文化产业领域规格最高、规模最大、最具实效和影响力的展会，对推动中国文化产业发展、促进中华文化对外开放具有重要作用，也为状态音乐治疗影响世界、服务全球开启了新的途径。

状态观理论指导 GSMT 做出独立的状态导向定制音乐，坚持以人为本，强调以"态"为核心，把握个体当下状态，认识意识能动性在康复中的重要性，把握"守神"，与功能观协同，共同为人类命运共同体的长久发展出"被动—主动—能动"创新模式，奠定能动性健康基础，为旧的"结构＋功能观"医学模式提供革新思路，融合多学科力量，GSMT 逐步开辟出"状态＋功能"新健康模式，创新和创造新道路。

（余瑾）

# 第六章　音乐疗法融入肿瘤临床治疗

## 第一节　肿瘤的基本知识与发展现状

### 一、肿瘤

肿瘤（tumor）是各种致癌因素作用下，细胞在基因水平上失去对生长的正常调控，导致其克隆性异常增殖而形成的新生物。癌症（cancer），泛指所有的恶性肿瘤。肿瘤包括良性肿瘤、交界性肿瘤和恶性肿瘤。异常增殖的肿瘤细胞在一定程度上具有与其来源组织和细胞相似的形态和功能。这种相似性既往肿瘤即良性肿瘤的分化程度较高，生长缓慢，其生长具有一定的"自限性"，极少发生转移。当肿瘤完整切除后，罕有复发。而恶性肿瘤的分化程度较低，生长较快，且无"自限性"地持续生长。除了持续生长外，恶性肿瘤还存在对邻近正常组织的侵犯和经淋巴管、血管、体腔向身体其他部位转移的生物学行为，这往往是肿瘤致死的原因。而交界性肿瘤在形态上与良性肿瘤相似，却又包含一定的复发与转移的能力，随着时间发展可能逐渐向恶性肿瘤演进。相较于良性肿瘤，恶性肿瘤对人类健康的威胁更大。自20世纪60年代全球消灭了主要传染病后，恶性肿瘤成了人类健康的主要威胁。自21世纪以来，恶性肿瘤已经超过了心脑血管疾病，成了人类健康的首要威胁。本章主要涉及音乐治疗在恶性肿瘤的临床治疗中的应用。[1]

### 二、肿瘤的流行病学

我国癌症的发病率和死亡率一直处于上升阶段，在世界范围内，我国癌症的发生率和死亡率均为第一。根据世界卫生组织国际癌症研究机构在2020年发

---

① 徐瑞华：《肿瘤学（第五版）》，人民卫生出版社2020年版，第11页。

布的数据，全球新发癌症人数 1929 万，其中，我国新发癌症人数 457 万，约占全球的 23.7%，新发癌症人数是排名第二的美国的 2 倍。全球癌症死亡人数达 996 万，我国死亡人数超过 300 万，约占全球的 30.2%，死亡人数是排名第二的印度的 3 倍多。① 2010 年，恶性肿瘤已经成为我国最主要的人口死亡原因。从 2016 年国家癌症中心在 487 个高质量监测点获取的数据来看，当年我国新发癌症人数总数 406.4 万，发病率 186.46/10 万，男性的发病率（207.03/10 万）高于女性（168.14/10 万）。癌症发病峰值年龄为 60～79 岁。在全部恶性肿瘤中，肺癌的新发病例最多，达 82.8 万人，其次为结直肠癌 40.8 万人。肺癌也是男性患者发病率（49.8/10 万）最高的恶性肿瘤，女性患者发病率最高的恶性肿瘤为乳腺癌（29.1/10 万）。当年，我国因癌症死亡的总人数达 241.4 万人，死亡率为 105.19/10 万，男性患者的死亡率（138.14/10 万）同样高于女性患者的死亡率（73.95/10 万）。在全部死亡病例中，肺癌患者的死亡人数最高，达 65.5 万人；死亡人数排名第二的为肝癌，达 33.6 万人。另外，肺癌在男性（40.6/10 万）和女性（16.2/10 万）患者中的死亡率均为首位。尽管我国癌症的发病率和死亡率仍处于上升状态，但经年龄结构调整的标化死亡率呈下降趋势，这反映了我国的肿瘤防治工作已取得初步成效。我国的癌症患者负担仍然较重，每年恶性肿瘤所致的医疗花费超 2200 亿元，患者的生存率较西方发达国家仍有较大差距。

## 三、肿瘤的外科治疗

外科手术是治疗肿瘤最古老的方法，我国东汉时期就有华佗利用外科手术切除肿瘤的记载。现代肿瘤外科始于 1809 年，一位女性患者在切除了重达 10.2kg 的卵巢肿瘤后，继续生存了 30 年。随着麻醉、抗菌药物的出现和整块切除理念的提出，肿瘤外科得到了迅速的发展，许多经典的术式被提出并沿用至今。近年来，随着腔镜、机器人外科技术的提高以及外科器械的创新，新的外科理念被不断提出，肿瘤外科治疗的发展达到了一个新阶段。

肿瘤外科除了治疗肿瘤外，还兼具多种功能：①预防作用。对于某些可能发生癌变的病灶、先天性疾病、癌前病变，应在发展为癌症前进行手术切除，达到预防肿瘤的目的。例如，足底等易摩擦部位的黑痣、黏膜白斑有发展为恶性黑色素瘤和皮肤鳞癌的概率，应酌情考虑预防性手术切除。对于家族性结肠息肉病患者，几乎在 50 岁后均会发生癌变，应早期做预防性结肠切除。②诊断

---

① SUNG H, FERLAY J, SIEGEL R L, et al. Global cancer statistics 2020: GLOBOCAN estimates of incidence and mortality worldwide for 36 cancers in 185 countries. *C A: A cancer Journal for Clinicians.* 2021, 71（3）: 209－249.

作用。取得肿瘤组织或细胞进行病理诊断是肿瘤诊断的金标准，也是肿瘤治疗的前提。许多肿瘤患者往往在接受根治性手术后才得到准确的肿瘤分期。③治疗作用。对于脂肪瘤、纤维瘤、子宫肌瘤等良性肿瘤，完整的手术切除可获得治愈。对于早期的恶性肿瘤，如肺癌、乳腺癌、结直肠癌等，经根治性切除后，治愈率达90%。对于局部晚期和晚期的癌症患者，外科手术是综合治疗的一部分。④重建与康复。通过外科手术对患者身体的功能或外形进行重建，提升患者的生活质量，保持患者正常的社会功能。

## 四、肿瘤的内科治疗

肿瘤的内科治疗是通过化学药物、靶向药物等对肿瘤本身及其相关并发症进行治疗，也为癌症患者提供心理、疼痛及营养支持等治疗的方式，以期达到根治肿瘤或延长患者的生存时间、提高患者的生存质量的目的。肿瘤内科是一门年轻的学科，起源于"二战"时期。1943年，德军轰炸盟军在意大利的补给港口，导致氮芥泄露，致使1000多名官兵死亡。然而，在幸存者中发现了淋巴组织破坏和白细胞急剧下降的情况，表明氮芥有治疗造血系统恶性肿瘤的潜力。随后，氮芥被广泛应用于淋巴造血系统恶性肿瘤的治疗中，开启现代肿瘤化疗的时代，接着更多的化疗药物被开发。肿瘤学家开始使用2种药物联合化疗的模式治疗淋巴造血系统恶性肿瘤及恶性实体肿瘤。尽管化疗药物取得了一定的疗效，但由于其毒副作用和耐药性的问题，限制了肿瘤患者的适用和获益。20世纪末，分子肿瘤学的飞速发展使肿瘤学家能够解析肿瘤发生、发展过程中的分子、微环境的改变，并据此研制出一系列高选择性、高效、低毒的分子靶向药物，是肿瘤内科治疗的重大进展。近几年，免疫检查点抑制剂的出现，激活了癌症患者自身的免疫系统来杀伤肿瘤细胞，肿瘤内科治疗又出现了新的突破。尽管新的靶向药物、免疫药物层出不穷，传统的化疗药物仍在肿瘤内科治疗中占据了无可替代的重要地位。

抗肿瘤药物，特别是传统化疗药物在治疗肿瘤的同时会产生一定的毒副作用。我们在治疗肿瘤的同时，也要注重对毒副作用的预防和处理。化疗药物的毒副作用有近期毒性和远期毒性。近期毒性包括：①骨髓抑制。最为常见的表现为白细胞、血小板偏低，贫血。②消化道反应。表现为恶心、呕吐。③心肺毒性。部分化疗药物可能导致肺纤维化、心律失常、心肌缺血。④肝肾毒性。化疗药物可能导致肝肾功能的损害，如转氨酶、胆红素、肌酐的升高，膀胱出血，严重者会出现肝肾功能的衰竭。⑤神经毒性。表现为末梢神经的损害，如感觉异常、肌无力等和自主神经损害，如便秘、肠梗阻，尿潴留等。⑥过敏反应。部分化疗药物会引起过敏反应，严重时可导致过敏性休克。⑦皮肤毒性。表现为脱发、皮肤色素沉着，大多数患者停药后可恢复。⑧局部毒性。注射用化疗药物的外渗可能导致局部组织的坏死。远期毒性包括：①致癌作用。化疗药物在杀灭肿瘤细胞的同时，可能诱导第二原发肿瘤的出现。②生殖损害和至畸。化疗药物会影响性腺和生殖细胞的功能以及胎儿的发育。

## 五、肿瘤的放射治疗

1895 年，德国物理学家伦琴发现了 X 射线的 1 年后，X 射线就已用于晚期乳腺癌患者的治疗，这拉开了肿瘤放射治疗的序幕。20 世纪 50 年代，医用直线粒子加速器被发明并应用于肿瘤的放射治疗，随着二维模拟机在放疗中的应用，放射治疗进入了二维时代。仅仅 10 年，三维适形放疗、调强放疗、图像引导放疗，以及质子、重粒子放疗的出现使放疗从二维进入三维乃至四维的精准放疗时代。

根据治疗目的，可将放疗分为根治性放疗、辅助放疗、新辅助放疗、姑息放疗和挽救放疗。根治性放疗是以根治肿瘤为目的的放疗，约 18% 的癌症患者可经根治性放疗治愈，适用于鼻咽癌、早期喉癌、早期肺癌等患者的治疗。辅助放疗是以降低术后复发率为目的进行的放疗，适用于乳腺癌保乳术后、高级别胶质瘤术后的患者。新辅助放疗是在手术前进行的放疗，可使肿瘤缩小，消灭潜在的微转移灶，降低手术切除的难度。姑息放疗用于缓解肿瘤引起的症状如骨转移、脑转移引起的头痛，上腔静脉压迫综合征，或用于对寡转移瘤的治疗。挽救放疗是针对术后复发且无法接受二次手术的患者进行的放疗。

## 六、肿瘤学的发展趋势

随着医疗计算的快速发展，我国肿瘤防治水平得到了显著的进步。许多癌种已经达到或正在走向早期肿瘤"治愈化"、晚期肿瘤"慢病化"的阶段。肿瘤的外科、内科、放射治疗在注重疗效的基础上，都不约而同地走上精准化、微创化，降低副反应（副损伤）的道路，更加注重对患者生活质量和社会功能的保护。与此同时，我们也意识到，肿瘤并不单纯为身体疾病，而是"身心"疾病，肿瘤患者往往会存在一定的焦虑、抑郁等心理问题，严重的心理问题甚至会影响肿瘤的疗效。肿瘤医生在治疗肿瘤的同时也应积极关注患者的心理状态，必要时邀请其他学科的专家参与肿瘤患者的治疗，医病同时医心。提高肿瘤患者的治疗效果和生存质量，造福全民。

# 第二节　音乐治疗在肿瘤治疗中的作用

目前还没有明确的证据证实音乐治疗可以发挥抗肿瘤的作用。在肿瘤患者中，音乐治疗用于治疗患者在疾病治疗全程中可能出现的心理问题，减轻躯体症状，改善生活质量，或减少相关治疗药物的用量，降低治疗成本。

## 一、肿瘤患者面临的心理问题

1956 年，研究者已经认识到肿瘤患者所面临的心理问题。英国心理学家萨瑟兰总结了癌症患者 6 个常见的心理问题，即依赖、焦虑、术后抑郁、疑病反应、强迫反应和偏执。瑞士心理学家库伯勒·罗斯将终末期的肿瘤患者心理活动分为否认期、愤怒期、协议期、绝望期、接受期 5 个阶段，体现了终末期患者全程的心理状态变化和所面临的心理问题。事实上，无论是早期还是晚期的肿瘤患者，都有可能出现心理问题，可表现为情绪障碍（如焦虑、抑郁）、行为障碍、认知障碍、性功能障碍。在肿瘤治疗中，心理问题会导致治疗效果降低、康复时间延长、生活质量下降、生存时间减少。同时，心理问题也可能损害人际关系、影响家庭和谐，使患者难以重返工作，损害人的社会功能，严重者甚至会导致自杀行为。

## 二、肿瘤患者的躯体症状

肿瘤患者在出现诸多心理问题的同时，也往往伴随着多种躯体症状。部分躯体症状是由肿瘤生长、侵犯、阻塞、转移引起的，如食管癌、胃癌生长导致上消化道梗阻引发的吞咽、进食困难，呕吐等症状，结直肠癌阻塞下消化道导致肠梗阻，胰腺癌引发腹膜后神经导致的顽固性疼痛，肺癌癌性淋巴结管炎导致的呼吸困难，脑转移瘤、骨转移瘤引起疼痛等。当肿瘤治疗有效时，这些症状也随之减轻。也有些症状是肿瘤治疗引起的，如肿瘤化疗引起的疲劳、恶心呕吐等消化道症状，手术引起的疼痛，消化道手术引起的胃肠功能紊乱，肺癌术后出现的咳嗽、气促，鼻咽癌放疗导致的口干等。尽管肿瘤治疗所导致的症状在治疗结束后可以缓解或部分缓解，但肿瘤治疗引起的症状会严重影响患者对治疗的依从性，影响治疗效果，部分患者甚至因此放弃治疗。另外，患者的心理问题和躯体症状会互相影响、互相作用。患者的躯体症状可能会引发心理问题，而心理问题会加重患者的躯体症状。

## 三、肿瘤音乐治疗的分类

根据实施治疗的人员，肿瘤音乐治疗可以分为音乐医学干预（music medicine）和音乐疗法（music therapy）两大类。音乐医学干预是专业的医务人员通过播放预先录制的音乐，来达到改善患者心理状态、缓解躯体症状的目的。音乐疗法是专业的音乐治疗师根据患者的评估结果和喜好，有目的、有计划、个体化地采用多种有循证医学证据的音乐进行治疗的手段，来达到改善患者心理状态、缓解躯体症状的目的。根据患者的评估结果和喜好，音乐治疗师可以调整和修改音乐干预的措施。有大量证据表明，由音乐治疗师提供的个体化的音乐疗法，比音乐医学干预有更显著、优异的疗效。[①]

1950 年，美国成立全球第一个音乐治疗协会（The American Music Therapy Association，AMTA），负责推广和发展音乐治疗专业，提高公众对音乐治疗的认识，培养并授权音乐治疗师开展音乐治疗。根据 AMTA 的定义，音乐疗法必须包括如下几个要素：①专业的音乐治疗师；②个体化的评估、干预过程；③在治疗中运用音乐的体验；④音乐治疗师和患者之间通过音乐建立关系。[②]1989 年，我国成立音乐治疗学会。

根据治疗方法，音乐治疗可以分为接受式音乐治疗（receptive music therapy）、创造式音乐治疗（creative music therapy）、娱乐式音乐治疗（recreative music therapy）和联合音乐治疗（combination music therapy）四类。接受式音乐治疗主要通过聆听特定的音乐或通过让身体接受音乐的震动，来调整患者的身心。创造式音乐治疗强调患者的参与性，患者即兴创作或自发创作音乐，或有目的地独自或与治疗师一起创作音乐。娱乐式音乐治疗中，患者可以用乐器演奏先前创作的音乐、唱预先创作的歌曲、指挥音乐，或者学习演奏一种乐器。联合音乐治疗可以是上述几种音乐疗法的联合，也可以是音乐治疗和非音乐治疗的联合。

音乐治疗的具体实现形式包括但不限于：①聆听现场、即兴或预先录制的音乐；②使用乐器演奏音乐；③使用乐器或声音两者自发即兴创作音乐；④指挥音乐演奏；⑤将音乐与其他治疗方法相结合，如音乐与冥想、音乐与催眠、

---

① BRADT J，DILEO C，MYERS – COFFMAN K，et al. Music interventions for improving psychological and physical outcomes in people with cancer. *The Cochrane Database of Systematic Reviews*. 2021；10（10）：Cd006911.

② DILEO C，BRADT J. Medical music therapy：evidence-based principles and practices. In：Söderback I, editor. *International handbook of Occupational Therapy Interventions*. New York：Springer，2009：445 – 451.

音乐与触摸/按摩、音乐与运动、音乐与其他艺术体验等。

## 四、音乐治疗对人体生理、心理的影响

音乐治疗可以对患者的生理和心理产生多种影响，从而达到治疗目的。

### （一）音乐对疼痛的影响

疼痛是肿瘤患者最常见的症状之一。疼痛不仅是躯体上的症状，也是心理上的体验，音乐治疗可以通过生理作用和心理作用两种机制达到缓解疼痛的目的。①

（1）生理机制。音乐治疗通过刺激大脑听觉中枢，进而有效抑制相邻的痛觉中枢，改善疼痛症状。此外，音乐治疗还可激活富含阿片类物质的中脑神经核，抑制疼痛感受的传出，促进大脑右半球垂体分泌内啡肽，通过内啡肽和阿片类物质发挥镇痛作用。

（2）心理机制。情绪和疼痛共享传导通路及神经递质系统。痛觉传导通路经由丘脑投射到大脑边缘系统和第二感觉区，大脑边缘系统是机体受到刺激后的情绪调控中心，疼痛的同时往往伴有情绪变化。音乐治疗对情绪的改善也有缓解作用。②

### （二）音乐对血压的影响

高血压是肿瘤患者常见的并发症之一，也是肿瘤患者抗血管增生治疗的常见并发症之一。音乐治疗可以作为高血压非药物疗法，一方面通过转移患者对疾病的注意力，降低交感神经兴奋性，产生镇静和降压效果，并调节内分泌，使肾素－血管紧张素Ⅱ的分泌减少以降低血压；另一方面通过声波作用于大脑，调整皮质功能状态，缓解焦虑、紧张的情绪，降低血压。③

### （三）音乐对疲劳的影响

疲劳是肿瘤外科、内科、放射治疗的常见并发症之一。疲劳既属于一种主

---

① BRADT J, POTVIN N, KESSLICK A, et al. The impact of music therapy versus music medicine on psychological outcomes and pain in cancer patients: a mixed methods study. *Supportive Care in Cancer*. 2015；23（5）：1261 – 1271.

② 刘晓洁：《音乐治疗在疼痛治疗中的应用及展望》，载《中国疗养医学》，2021 年第 30 卷第 7 期，第 686 – 688 页。

③ 蒋林含、李俊、杨长皓等：《音乐疗法对高血压患者干预效果的 Meta 分析》，载《现代预防医学》，2021 年第 48 卷第 16 期，第 2988 – 2998 页。

观的不良感受，又属于一种客观的躯体症状。在音乐治疗过程中，右侧杏仁核和海马体通过奖赏系统激活纹状体，由此产生正性情绪，减少疲劳感。① 有研究指出，适合的音乐可以有效降低疲劳脑电指标。

### （四）音乐对睡眠的影响

有研究总结了音乐帮助睡眠的 6 个原因：①音乐可以帮助听者在生理和心理上进入放松的状态；②音乐可以帮助听者分散注意力和缓解紧张的情绪；③当生物节律和音乐节拍同步时可帮助睡眠；④音乐可以覆盖有害的声音和背景噪音；⑤聆听喜爱的音乐可以产生愉悦的情绪；⑥满足听者对音乐的文化信仰。②

### （五）音乐对呕吐的影响

呕吐是肿瘤患者外科麻醉和化疗后常见并发症，其中，焦虑是呕吐的诱因之一，音乐治疗可以通过缓解焦虑，作为治疗呕吐的非药物治疗手段。③

### （六）音乐对患者肌肉、肌群功能的影响

肿瘤的治疗，特别是外科治疗常导致身体某些功能受损。通过创造式或娱乐式音乐治疗，如演奏乐器，可以锻炼特定的大小肌肉群和动作协调能力，从而增强力量、运动功能和呼吸功能。

### （七）音乐对免疫系统的影响

患者在接受音乐治疗后，血液中 IgA、IgG、IgM、补体 C3 水平升高，提示音乐可以在一定程度上改善患者的免疫功能。④

### （八）音乐对情绪的影响

音乐中固有的元素，如节奏和速度、调式、音高、音色、旋律及和声，这

---

① FREDENBURG H A, SILVERMAN M J. Effects of cognitive-behavioral music therapy on fatigue in patients in a blood and marrow transplantation unit: a mixed-method pilot study. *The Arts in Psychotherapy*. 2014, 41 (5): 433 – 444.

② DICKSON G T, SCHUBERT E. How does music aid sleep? Literature review. *Sleep Medicine*. 2019, 63: 142 – 150.

③ ROSCOE J A, MORROW G R, AAPRO M S, et al. Anticipatory nausea and vomiting. *Supportive Care in Cancer*. 2011, 19 (10): 1533 – 1538.

④ 李艳芳、何务晶、谭丽嫦：《音乐疗法联合系统化护理对 ICU 机械通气患者环境压力、睡眠质量及免疫功能的影响》，载《齐鲁护理杂志》，2022 年第 28 卷第 21 期，第 131 – 134 页。

些元素会影响人的心理情绪反应，如唤起记忆和联想、刺激想象、唤起情感、促进社会互动、促进放松和分散注意力。

# 第三节  音乐治疗在肿瘤外科治疗中的应用

无论在手术前还是手术后，肿瘤患者均容易出现焦虑、抑郁等心理问题。据统计，超过三分之一的患者在手术前出现焦虑，约四分之一的患者在手术前出现抑郁。尽管完成了手术，肿瘤患者也可能因为术后的疼痛、功能障碍、疾病的长期存在和对复发的担忧而长期患有焦虑、抑郁等心理问题。①

几乎所有接受手术治疗的肿瘤患者均会出现术后疼痛，尽管接受了镇痛治疗，40%～65%的患者也会经历中度至重度的疼痛，通过增加麻醉或镇痛药物剂量的方式治疗疼痛会增加医疗成本，并引起术后呕吐及其他麻醉并发症的风险。在快速康复外科的大背景下，术后早期功能锻炼有助于患者的快速康复。疼痛会影响患者早期活动和功能锻炼的依从性，延长术后的康复时间。

音乐治疗作为一种非药物疗法，在改善患者围手术期心理状态，减轻疼痛、疲劳，促进术后康复中具有广泛的应用前景。

## 一、音乐治疗改善围手术期患者的心理状态

一项来自西安交通大学的研究，针对乳腺癌患者，采用联合音乐治疗的模式以减少术后焦虑和抑郁情绪。研究者在术后每天 6∶00～8∶00 和 21∶00～23∶00 两个时间段让患者聆听音乐，每次半个小时，直至出院。另外，研究者还指导患者进行渐进式肌肉放松训练，同样为每天 6∶00～8∶00 和 21∶00～23∶00 两个时间段，每次半个小时。通过状态焦虑量表（state anxiety inventory，SAI）和抑郁症自我评定量表（Zung self-rating depression scale，ZSDS）评价患者焦虑和抑郁的改善。研究发现，联合音乐治疗模式可以显著改善患者的焦虑、抑郁状态。②

来自意大利的研究者对接受骨髓穿刺活检等有创外科检查的 2～12 岁的患

---

① YATES G J, SILVERMAN M J. Immediate effects of single-session music therapy on affective state in patients on a post-surgical oncology unit：a randomized effectiveness study. *The Arts in Psychotherapy*. 2015，44：57－61.

② LI X M, ZHOU K N, YAN H, et al. Effects of music therapy on anxiety of patients with breast cancer after radical mastectomy：a randomized clinical trial. *Journal of Advanced Nursing*. 2012，68（5）：1145－1155.

儿在治疗中进行接受式音乐治疗，采用诱导依从性量表（induction compliance checklist，ICC）评估患儿在治疗中的依从性，发现接受音乐治疗的患儿治疗依从性明显提高。① 皮肤浅表组织的恶性肿瘤的手术，往往采用局部麻醉。不同于全身麻醉，接受局部麻醉的患者在手术中全程意识清醒。有研究针对接受局麻手术的皮肤癌患者，在手术过程中根据手术时长给予患者 15～60 分钟的接受式音乐治疗，采用斯皮尔伯格焦虑问卷（Spielberger state-trait anxiety inventory，STAI）的方式评估患者的焦虑状态。研究发现，术中给予患者接受式的音乐治疗可以有效降低患者的焦虑程度。②

## 二、音乐治疗减轻围手术期患者的躯体症状

来自中南大学的研究团队探索了音乐治疗对肺癌患者术后疼痛的影响，其治疗模式如下：在手术的前一天由音乐治疗师根据患者的喜好定制 8～12 首的歌曲套餐。麻醉前由音乐治疗师实施 15 分钟渐进性肌肉放松的音乐辅助，并以语言配合音乐引导患者进入轻度至中度催眠状态。手术中暂停音乐干预。患者术后的第 3、7、15、19 小时，由音乐治疗师实施每次 1 小时的音乐治疗。音乐治疗师采用引导音乐冥想的方式指导患者进行想象的音乐干预。音乐治疗师还密切关注患者想象过程的发展。在干预过程中，治疗师可根据患者的情绪随时改变音乐。该研究通过视觉模拟评分（visual analogue scale，VAS）对患者的疼痛进行评估，还评估了音乐治疗对患者术后心率、血压的作用，以及镇痛药物使用次数和用量。这项研究也证实围手术期的音乐治疗可以显著降低患者术后24 小时的疼痛评分及心率、血压。③ 另外，音乐治疗也可以减少镇痛药物的使

---

① BUFALINI A. Role of interactive music in oncological pediatric patients undergoing painful procedures. *Minerva Pediatrica*. 2009，61（4）：379－389.

② KWEKKEBOOM K L. Music versus distraction for procedural pain and anxiety in patients with cancer. *Oncology Nursing Forum*. 2003，30（3）：433－440. VACHIRAMON V，SOBANKO J F，RATTANAUMPAWAN P，et al. Music reduces patient anxiety during Mohs surgery：an open-label randomized controlled trial. *Dermatologic Surgery*. 2013，39（2）：298－305.

③ ZHOU K，LI X，LI J，et al. A clinical randomized controlled trial of music therapy and progressive muscle relaxation training in female breast cancer patients after radical mastectomy：results on depression，anxiety and length of hospital stay. *European Journal of Oncology Nursing*. 2015，19（1）：54－59.

用次数和总用量。① 胸腹盆腔手术，特别是胃肠道的手术会影响消化道的蠕动节律，对消化系统功能有较大的影响。有研究者发现，胃癌患者术后接受音乐治疗，可以缩短患者的下地时间及肛门排气时间，促进胃肠道功能的恢复。② 在接受手术治疗的宫颈癌患者中，采用音乐治疗联合肌肉放松训练、呼吸训练，在有效地降低患者焦虑、抑郁评分的同时，也缩短了患者的肛门排气时间和住院时间，加速患者的康复。③

## 三、音乐治疗改善肺癌患者肺功能

肺属于不可再生的器官，因此，肺癌的手术切除往往伴随着肺功能的损失。根据肺叶体积的大小，单个肺叶占人体全部肺功能的 13% ~ 25% 。如果进一步考虑疼痛、气胸对呼吸的不良影响，接受肺叶切除术的肺癌患者在术后短期内将至少损失超过 20% 的肺功能。④ 音乐治疗，特别是创造式音乐治疗，如唱歌或吹奏口琴、横笛、祖卡笛等乐器可对患者的肺功能恢复产生积极影响。⑤

从机制上说，唱歌时需要有节奏地、快速地吸气和积极、有规律地呼气，减少过度换气，改变呼吸模式。另外，吹奏乐器的气孔可以为呼气提供阻力，锻炼膈肌等呼吸肌。通过良好的呼吸功能锻炼，患者可减少 60% 的肺功能损失。

围手术期肿瘤患者的音乐治疗属于一门新兴学科，发展势头良好，越来越多的医务工作者和音乐工作者投身于这一领域。目前，相关研究和治疗大多数集中在术后短期的心理干预和疼痛缓解方面。关于音乐治疗对术后患者的功能

① LI X M, YAN H, ZHOU K N, et al. Effects of music therapy on pain among female breast cancer patients after radical mastectomy: results from a randomized controlled trial. *Breast Cancer Research and Treatment*. 2011, 128 (2): 411 – 419. PALMER J B, LANE D, MAYO D, et al. Effects of music therapy on anesthesia requirements and anxiety in women undergoing ambulatory breast surgery for cancer diagnosis and treatment: a randomized controlled trial. *Journal of Clinical Oncology*. 2015, 33 (28): 3162 – 3168.

② 林锐：《音乐对胃癌手术患者术后恢复的影响》，载《航空航天医药》2008 年第 3 期，第 190 – 191 页。

③ 曾超、王富兰、罗月英等：《基于 ERAS 理念的音乐治疗在宫颈癌围术期病人中的应用》，载《全科护理》2022 年第 20 卷第 31 期，第 4411 – 4414 页。

④ 李洋、张明、闫宪飞等：《音乐疗法在肺癌外科中的研究进展》，载《中国胸心血管外科临床杂志》2019 年第 26 卷第 5 期，第 489 – 493 页。

⑤ WANG Y, TANG H, GUO Q, et al. Effects of intravenous patient-controlled sufentanil analgesia and music therapy on pain and hemodynamics after surgery for lung cancer: a randomized parallel study. *Journal of Alternative and Complementary Medicine*. 2015, 21 (11): 667 – 672.

恢复，以及长期生活质量的影响，仍需要进一步地探索。

# 第四节　音乐治疗在肿瘤内科放射治疗中的应用

与可手术的肿瘤患者相比，接受内科治疗和放射治疗的肿瘤患者分期更晚，治愈机会更小。因此，这部分患者的心理负担更重，发生焦虑、抑郁等心理问题的风险更高，严重程度更深。分期较晚的肿瘤患者有更重的肿瘤负荷，往往伴随着更加严重的躯体症状。另外，肿瘤内科治疗和放射治疗有较长的治疗周期，也伴随着较长的、与治疗相关的不良反应持续时间。[①] 因此，接受肿瘤内科和放射治疗的患者有更强的音乐治疗需求。我们将在本节介绍音乐治疗在肿瘤内科及放射治疗领域的具体应用情况。

## 一、音乐治疗改善接受放化疗患者的心理状态

来自台北的研究团队探索了音乐治疗对放疗患者焦虑的影响。患者在接受治疗前根据喜好选定音乐曲目后，在放疗过程中接受了 15 分钟的接受式音乐治疗。该研究证实在放疗过程中给予音乐干预可以显著降低患者的 STAI 焦虑评分。同时，放疗过程中的音乐干预也有降低患者的心率和血压的效果。[②] 音乐治疗减轻接受化疗患者焦虑的作用也得到了证实。有研究发现，在乳腺癌患者的化疗过程中，给予患者 15 分钟的预先选择的音乐干预，可以有效降低患者的 STAI 焦虑评分。[③]

在美国的一项针对接受造血干细胞移植的恶性淋巴瘤患者的研究中，研究者采用了个性化的音乐治疗模型。[④] 患者在接受治疗前 1 ~ 3 天接受音乐治疗师

①　ROSENOW S C, SILVERMAN M J. Effects of single session music therapy on hospitalized patients recovering from a bone marrow transplant：two studies. *The Arts in Psychotherapy*. 2014, 41（1）：65 – 70.

②　CHEN L C, WANG T F, SHIH Y N, et al. Fifteen-minute music intervention reduces pre-radiotherapy anxiety in oncology patients. *European Journal of Oncology Nursing*：*The Official Journal of European Oncology Nursing Society*. 2013, 17（4）：436 – 441.

③　BULFONE T, QUATTRIN R, ZANOTTI R, et al Effectiveness of music therapy for anxiety reduction in women with breast cancer in chemotherapy treatment. *Holistic Nursing Practice*. 2009, 23（4）：238 – 242.

④　CASSILETH B R, VICKERS A J, MAGILL L A. Music therapy for mood disturbance during hospitalization for autologous stem cell transplantation：a randomized controlled trial. *Cancer*. 2003, 98（12）：2723 – 2729.

的培训课程，下次的治疗也是由患者和音乐治疗师进行讨论决定。患者可以选择接受式音乐治疗的模式，如单纯聆听音乐，也可以选择与音乐治疗师互动，进行作曲或乐器演奏。研究采用情绪状态量表（profile of mood states，POMS）对患者焦虑、抑郁和总体的情绪状态进行评估，并发现个体化的音乐治疗可以减少患者的情绪障碍。也有研究者通过视觉模拟评分（visual analog scale，VAS）来评估患者的情绪状态。研究者通过萨克斯管现场演奏 30 分钟患者事先选定的曲目的方式进行音乐干预，发现这种音乐干预方式可以改善接受化疗患者的情绪状态，也可以提高患者体内的血氧水平。①

## 二、音乐治疗减轻接受放化疗患者的躯体症状

恶心呕吐是放化疗患者最常见的消化道不良反应，也是影响患者对放化疗依从性的最主要原因。有研究者通过一个名为 Nevasic 的音频程序来治疗化疗导致的恶心呕吐，该程序通过发射特定的音调、频率的声音，达到抑制恶心和呕吐的目的。患者在化疗后出现恶心的感觉时使用该程序可以减少呕吐的发生，并显著减少止呕药物的使用。另一项研究通过音乐联合图像引导治疗的模式来治疗肿瘤化疗后的呕吐。在研究中，每名患者接受为期 6 周，每周 1 次的音乐课程，并鼓励患者在化疗间歇期于家中继续进行音乐治疗。在该治疗模式下，患者恶心、呕吐的次数明显减少。②

疲劳是接受放化疗患者的另一个常见不良反应。在一项针对白血病和淋巴瘤化疗患者的研究中，音乐治疗师对患者进行为期 4 周，每周 2 次，共 8 个疗程的音乐治疗，每次治疗持续时间为 45 分钟。治疗师对患者进行的音乐想象治疗包括两个部分：教育和体验。在课程教育部分，治疗师指导患者进行音乐想象。治疗结束后，患者被鼓励在住院期间每天至少进行一次音乐想象练习。根据需求，患者可以更频繁地进行音乐想象练习。经过治疗后，患者的疲劳得到明显的缓解。③

另外，研究还发现，音乐治疗具有降低患者心率、呼吸频率，改善血氧水

① BURRAI F, MICHELUZZI V, BUGANI V. Effects of live sax music on various physiological parameters, pain level, and mood level in cancer patients: a randomized controlled trial. *Holistic Nursing Practice*. 2014, 28 (5): 301 – 311.

② MORADIAN S, WALSHE C, SHAHIDSALES S, et al. Nevasic audio program for the prevention of chemotherapy induced nausea and vomiting: a feasibility study using a randomized controlled trial design. *European Journal of Oncology Nursing*. 2015, 19 (3): 282 – 291.

③ BURNS D S, AZZOUZ F, SLEDGE R, et al. Music imagery for adults with acute leukemia in protective environments: a feasibility study. *Supportive Care in Cancer*. 2008, 16 (5): 507 – 513.

平和增强免疫功能的作用。① 这有助于提高患者对治疗的耐受程度，减轻治疗过程中的不适感，提高患者对治疗的依从性，提升治疗效果。

## 三、小结

随着医学的进步，人们对肿瘤的认识也在逐渐加深，肿瘤不单单仅为身体上的疾病，还是心理疾病，其治疗模式已经转变为生物—心理—社会模式。肿瘤在对患者身体健康造成损害的同时，也会引起一系列心理问题。针对肿瘤的治疗在带来一定的治疗效果的同时，也伴随着治疗相关的不良反应，同样会对患者的情绪状态造成影响。身体健康的损害和心理问题可以互相影响，形成恶性循环，影响患者的治疗效果，缩短和降低患者的生存时间和生存质量。经常被忽视的是，肿瘤患者的家属在面对巨大压力下，也容易产生情绪障碍甚至心理问题。音乐治疗作为一种非药物、无创的、个体化的治疗方法，在缓解肿瘤患者及其家属的情绪障碍，缓解心理问题，辅助治疗疼痛、疲劳等方面具有明确且显著的价值。

作为一门新兴学科，针对肿瘤的音乐治疗在飞速发展的同时，也面临着诸多问题。首先，音乐治疗师的缺乏和培养机制的不健全严重地限制了音乐治疗在我国的开展。对音乐治疗宣传的不足也限制了音乐治疗的大规模推广。另外，音乐治疗缓解患者的不良情绪和躯体症状的机制仍不清楚。这限制了音乐治疗效果的提升。评估音乐治疗效果的指标多元化是一把双刃剑：一方面，多元化的评价指标满足了患者对多种治疗需求评估的需要；另一方面，评价指标的多元化影响了评价的准确性。尽管存在诸多问题，我们相信，随着社会经济水平的提高和肿瘤治疗的进步，肿瘤音乐治疗这一门新兴学科将继续蓬勃发展，为患者提供更高水平的服务。个体化的音乐治疗服务，可以更好地减轻患者的心理问题、缓解患者的症状，为肿瘤"慢病化"、提高患者的生活质量、恢复患者的社会功能做出更大的贡献。

（龙浩、翟文煜）

---

① NGUYEN T N, NILSSON S, HELLSTRÖM A L, et al. Music therapy to reduce pain and anxiety in children with cancer undergoing lumbar puncture: a randomized clinical trial. *Journal of Pediatric Oncology Nursing.* 2010, 27 (3): 146 – 155.

# 第七章　音乐与口腔医学

## 一、概述

### （一）口腔医学的发展史

口腔医学是医学一个重要分支，主要研究口腔健康与疾病的预防、诊断、治疗与维护。我国现存第一部医书《黄帝内经》对口腔疾病的防治已经有了系统性的论述，开创了中国口腔科学理论的先河。《伤寒杂病论》对于口腔溃疡、牙齿松动的病症和治疗方法有相关描述，主要采取针灸与中草药的疗法诊治。张仲景的《金匮要略》记载了最早治疗牙髓炎的方法——使用雄黄（硫化砷），这也是世界上最早记录使用砷剂治疗牙齿疼痛的方法。唐李继、苏敬在《唐本草》里记载了应用汞合金充填牙齿的方法，这是中国最早的金属充填治疗龋齿的方法。在辽代驸马卫国王墓内出土的两把象牙制成的牙刷刷柄，是迄今为止世界上发现的最古老的牙刷。宋王怀隐《圣惠芳》中甚至记载了中国最早的牙齿再植技术。苏东坡提出的"漱茶论"指出，喝茶可以预防龋齿，至今仍在流传。镶牙、拔牙都可追溯至宋朝。到了 19 世纪末，随着西方医学的传入，中国的口腔医学开始迎来快速的发展。

在很长一段时间内，口腔医学一直被称为"牙医学"，游离在医学之外。随着医学的不断发展，牙医学已经不仅仅着眼于牙齿问题。牙科解剖学、正中颌、平衡颌、spee 曲线、下颌运动轨迹等理论的出现，以及牙周病、龋齿与口腔细菌学的发展，表明口腔已经作为一个健康主体，并且与全身疾病息息相关。因此，口腔医学回归大医学的趋势不可阻挡，而中国则率先实现了这一转变。

1950 年，中央人民政府卫计委和教育部提出，将牙医学更名为口腔医学。口腔医生必须在本科阶段完成临床医学教育的基础上，才开始接受口腔专科的基础和临床教育，这也成为具有中国特色的口腔医生培养模式，培养出的口腔医生不仅技术过硬，同时要求有全局观，能够站在全身健康的角度综合诊疗，并给予患者更多的人文关怀。在这一模式的推动下，我国培养出了大批医术扎实的、优秀的口腔学术研究人员和口腔临床医生。

## （二）口腔医学与全身健康

世界卫生组织对健康的定义：个体在身体上、精神上和社会上具有的完好状态。现代观念认为，健康已经不单单是没有疾病这种传统的定义，而是更着眼于整体性，这正是中国传统医学的特点。中国传统医学是我国古代人民在与疾病的长期斗争中逐渐积累而产生的经验。经验医学，强调人的整体性。我国现存的第一部医书《黄帝内经》，阐述了人的五脏六腑与体表之间的、人与自然之间的紧密联系，如"天人合一""阴阳离合""四时五行""生长收藏"等思想。

积极的健康是帮助个人在生命质量上达最大限度的满足。生命质量，不仅包含生物学上的健康，也包含个体乃至群体的社会活动能最大限度地实现价值和乐趣。其影响因素包含：功能因素、社会因素、心理因素、机体感受。

而口腔健康影响生命质量的几个方面在于，①功能因素：咀嚼、吞咽、发音；②社会因素：生活、交际、社会关系；③心理因素：外貌、形象、自信心；④机体感受：疼痛、不适。

口腔健康与生命质量有着不可分割的整体性。根据最新口腔健康统计学数据显示（资料来源于美国国家牙科和颅面研究所 NIDCR，2018—2023）：

（1）每 2 个小时就有 1 个唇腭裂的新生婴儿。

（2）每 10 万人就有 1.5 人患口腔癌。

（3）2022 年，约 5400 名美国人被诊断为口腔癌，约 1000 人因此死亡。

（4）2～5 岁的儿童乳牙患龋率 23%，其中，10% 的儿童未接受过龋齿治疗。

（5）6～8 岁的儿童乳牙患龋率 52%，其中，16% 的儿童未接受过龋齿治疗。

（6）每个 6～8 岁的儿童平均有 4 颗乳牙龋坏。

（7）6～11 岁儿童恒牙患龋率达 17%。

（8）每个 6～11 岁的儿童平均有 2 颗恒牙进行过龋齿治疗。

（9）12～19 岁青少年恒牙患龋率 57%，其中，17% 的青少年未接受过龋齿治疗。

（10）20～64 岁成年人患龋率 90%。

（11）20～64 岁的成年人平均有 9.3 颗恒牙龋坏。

（12）65 岁及以上老人患龋率 96%。

（13）每个 65 岁及以上的老人平均有 17 颗恒牙龋坏。

（14）30 岁以上的成年人患牙周病的概率为 42.2%。

（15）2.2% 的 20～64 岁成年人没有牙齿。

（16）每个 20～64 岁的成年人平均有 2.5 颗牙齿缺失。

（17）17.3%的65岁及以上老人没有牙齿。

（18）每个65岁及以上的老人平均有7.3颗牙齿缺失。

（19）每年颌面以及牙齿外伤2000万例以上。

（20）每小时有4人被诊断头颈部癌症。

（21）每小时有1人死于口腔癌。

（22）25%的癌症患者均有口腔并发症。

（23）接近4000万人患有颞下颌关节疾病。

这些数据比例在国内只高不低，因此，口腔诊疗在改善生活质量上起着至关重要的作用。

## （三）口腔诊疗模式的转变

提到口腔诊疗，大多数人的体验和感受并不美好。牙齿本身的疼痛已经给患者身心带来阴影，诊疗设备所产生的机械声响则更加剧了这种心理阴影。即使目前越来越多的诊疗机构已经将无痛诊疗放在了首位，但患者在牙科诊疗过程中所展现出来的恐惧和焦虑仍是目前全世界口腔医生面临的巨大挑战之一。

"口腔焦虑症"或"口腔恐惧症"是指对任何口腔治疗，包括预防性治疗感到害怕、回避或者推迟口腔治疗预约，并有不合常理的担心和忧虑。据统计，美国有20%的口腔患者有口腔恐惧症，而这种回避和推迟治疗会导致更严重的牙齿问题，从而导致紧急情况下需要进行更具侵入性和更昂贵的治疗。

随着社会发展，口腔健康必将越来越受到重视，这也是口腔诊疗模式在逐渐发生转变的一个重要原因。

# 二、音乐治疗与口腔诊疗焦虑

## （一）口腔诊疗焦虑水平的评估

由于焦虑，个体会有一些生理性指标的变化，如瞳孔散大、心率加快、血压升高、体温升高、胆固醇升高、皮质醇分泌增加、血氧饱和度降低等。因此，对于口腔诊疗焦虑水平的评估有主观和客观两种方法。主观方法包括调查问卷、评估表格和第三方观察。客观方法包括血压、心率和呼吸比率。目前，常用的评估表格有Corah的口腔焦虑测量表（Corah's dental anxiety scale，CDAS）、口腔焦虑测量表（dental anxiety scale，DAS）、改良口腔焦虑测量表（modified dental anxiety scale，MDAS）和口腔恐惧评估。

## （二）减少口腔焦虑的方法

减少口腔焦虑的常规方法包括药物和非药物。非药物疗法包括按摩、针灸、催眠、芳香、视觉转移、音乐这些非侵入性的方法。有研究人员指出，根据心理学、生理学理论，音乐可以诱导和放松情绪，并减少神经内分泌，降低交感神经的兴奋度，从而降低心率、呼吸频率和血压，提高血氧饱和度，达到减轻焦虑的目的。

## 三、音乐治疗在口腔诊疗应用的研究现状

### （一）音乐治疗用于儿童口腔诊疗

2023 年，一项为数不多的已发表的关于音乐治疗对于儿童口腔诊疗的随机对照实验指出，通过音乐疗法结合芳香疗法可以提供一种有效的非药物选择，以减少儿童在进行窝沟封闭等治疗中的恐惧和焦虑。实验随机选取泰国三所小学的儿童，并随机分为对照组、音乐治疗组、芳香治疗组和联合治疗组，在治疗前后进行口腔焦虑评分以及身体体征（血压、心率和血氧饱和度）评测，对所得数据进行统计学分析，数据显示音乐治疗组、芳香治疗组、联合治疗组的减轻口腔恐惧症和焦虑的数据具有统计学意义。另外一项研究指出，音乐治疗表现出减少口腔焦虑症状和降低血压，芳香疗法则可以改善血氧饱和度。这两项研究对于我们进一步探讨音乐治疗口腔恐惧症提供了证据基础，在口腔诊疗领域的后续研究中，可考虑研究更具侵入性的口腔诊疗和成人诊疗的潜在疗效。

### （二）音乐治疗用于龋齿修复诊疗

口腔焦虑症患者的龋齿发病率相对更高，如果能控制焦虑，患者的口腔和牙齿健康将得到显著改善。2022 年，土耳其一项随机实验，将通过改良口腔焦虑表（MDAS）评估出的中度口腔焦虑症患者随机分为两组，实验者均为 18 岁以上不需要紧急口腔治疗，至少有一颗龋齿，没有使用药物治疗，没有系统性疾病、慢性疾病、内分泌疾病、精神疾病的随机男性和女性。在治疗前、龋齿清除干净后、龋齿修复后测量三次收缩压、舒张压、心率、血氧饱和及体温，在治疗前后区两次唾液样本分析皮质醇水平，治理后再次填写改良口腔焦虑表（MDAS）。结果指出，生理性数据的差异没有表现出统计学差异，但改良口腔焦虑表评估显示患者的焦虑感大大降低。目前，仍需要进一步研究来进行深入评估。

### （三）音乐治疗用于牙髓诊疗

截至 2022 年，笔者共筛选出 5 篇关于音乐治疗在牙髓诊疗中影响的随机实验研究文献。牙髓炎本身发作引起的疼痛是非常强烈的、尖锐的，因此，在口腔诊疗中，牙髓诊疗多被认为是非常痛苦的、可怕的。所有的 5 项研究均评估

了音乐治疗组与对照组在操作前后的心率和血压，音乐治疗组均在降低血压上表现出统计学差异，其中，有一组操作前后血压均较低，研究者考虑在诊疗前就可以开始播放音乐。另外，不同类型的音乐均有缓解焦虑的效果，但有一组兴奋性音乐的使用导致患者的心率和血压更高，可见，病人对音乐的喜好也有可能影响音乐治疗的效果。

## （四）音乐治疗用于拔牙诊疗

拔牙属于口腔小手术（minor oral surgery，MOS）的范畴。2020 年，一项关于音乐治疗对口腔小手术（拔牙）患者焦虑影响的初步研究通过测量心率、患者问卷和焦虑评分测量来评估焦虑状况。研究数据显示，音乐使患者整体心率下降，医患沟通更为容易，并且 90% 的患者要求在下次诊疗中继续播放音乐。音乐使口腔诊疗过程更为舒适。

## （五）音乐治疗用于种植手术

对于牙列缺损的患者，口腔种植修复已经成为首选修复方案，但很多患者对种植手术不了解，恐惧程度更甚于其他口腔诊疗。音乐治疗在临床手术的应用已经被认为是一种有效地管理手术焦虑的工具。2023 年的一项研究，比对了巴洛克音乐和古典音乐作为非药物疗法对于种植手术患者控制焦虑和疼痛水平的影响。巴洛克时期音乐（1600—1750 年），其特点是高度精确的和声结构，节奏非常接近于人类的心跳，具有潜在的舒缓和放松效果。古典时期音乐（1750—1820 年）以莫扎特为代表，目前为止，还没有研究比较不同时期古典音乐对于焦虑管理的效果。研究指出，音乐治疗对成人生理指标上的影响表现较小，对于降低围手术期患者的焦虑水平和疼痛感具有统计学意义。巴洛克音乐和古典音乐在减少患者种植诊疗焦虑中均有效果，但在比较音乐治疗对不同宗教信仰、不同种族、不同性别的受试者的影响中发现，影响效果各有不用。一位土耳其学者比较了土耳其音乐和古典音乐对于患者接受种植手术焦虑的影响，指出患者喜欢的音乐可以刺激大脑额叶、顶叶和颞叶的变化，带来愉悦放松感。因此，在后续的研究中须考虑不同音乐类型对于不同特质患者的影响，从而有针对性地用不同类型的音乐指导临床应用，以期达到更好的效果。

## 四、音乐治疗应用于口腔诊疗的展望

目前，国外音乐治疗应用于口腔诊疗的研究所能查阅到的文献不足百篇，真正有临床指导意义的屈指可数，值得关注的是，近年来关于音乐治疗的研究越来越严谨。国内虽然没有相关的研究发表，但中国传统音乐具有先天优势，希望更多的学者能够在这个领域贡献力量。

音乐治疗具有不可替代的优势。作为非药物治疗的重要手段之一，更容易被患者接受，没有耐药性，成本经济，效果显著，可以作为口腔诊疗的常规辅助诊疗方案使用。

目前，关于音乐治疗对于降低口腔诊疗焦虑症的研究仍有较大的局限性。此外，截至目前，还没有进行患者焦虑评估的标准。因此，在后续的研究与诊疗过程中，须逐渐完善更具有说服力的评估方法，让音乐治疗更规范化、科学化，为口腔诊疗人文化开拓新的研究和应用方向。

（王婧）

# 参考文献

**中文**

［1］蔡仲德. 中国音乐美学史［M］. 北京：人民出版社，2003.

［2］段世敏. 音乐教学中的情感培养［J］. 普洱学院学报，2013，29（3）.

［3］弗雷德里克森. 积极情绪的力量［M］. 王珺，译. 北京：中国纺织出版社，2021.

［4］胡颖，周明芳，范尧，等. 音乐分娩产前培训对孕晚期妇女分娩恐惧及自我效能的影响［J］. 护理管理杂志，2021，21（6）.

［5］何晶，李蕾. 失眠的治疗［J］. 中国实用乡村医生杂志，2008，15（5）.

［6］蒋林含，李俊，杨长皓，等. 音乐疗法对高血压患者干预效果的 Meta 分析［J］. 现代预防医学，2021，48（16）.

［7］亢晨. 网络英语学习中的情感因素研究［D］. 重庆：四川外语大学，2010.

［8］凯密恩. 听音乐［M］. 韩应潮，译. 北京：北京联合出版公司，2018.

［9］寇瑾. 谈公安院校专业教学中的情绪调控［J］. 辽宁警察学院学报，2009（3）.

［10］李重光. 音乐理论基础［M］. 北京：人民音乐出版社，1962.

［11］李娟. 背景音乐对中－英文篇章阅读影响的眼动研究［D］. 南京：南京师范大学，2017.

［12］李经纬. 中医大辞典［M］. 北京：人民卫生出版社，2005.

［13］李艳芳，何务晶，谭丽嫦. 音乐疗法联合系统化护理对 ICU 机械通气患者环境压力、睡眠质量及免疫功能的影响［J］. 齐鲁护理杂志，2022，28（21）.

［14］李洋，张明，闫宪飞，等. 音乐疗法在肺癌外科中的研究进展［J］. 中国胸心血管外科临床杂志，2019，26（5）.

［15］林锐. 音乐对胃癌手术患者术后恢复的影响［J］. 航空航天医药，2008（3）.

［16］刘晓洁. 音乐治疗在疼痛治疗中的应用及展望［J］. 中国疗养医学，2021，30（7）.

［17］孟昕，汪卫东. 中医五行音乐疗法的理论和应用探析［J］. 环球中医药，2017，10（10）.

［18］牛焕樟，曲宁. 牙科恐惧症与音乐治疗干预研究［J］. 中华养生保健，2021，39（9）.

［19］朴永馨. 特殊教育辞典［M］. 北京：华夏出版社，2021.

［20］人民音乐出版社编辑部.《乐记》论辩［M］. 北京：人民出版社，1983.

［21］苏旭春. 以五行学说分析喜悦音乐对肿瘤患者悲忧情绪的调节作用［J］. 中国中医药现代远程教育，2020（14）.

［22］王秉德. 情绪究竟是什么？［J］. 家教指南，2007（3）.

［23］王芳菲. 儿童音乐治疗中乐器的使用方法及其效果［R］. 中国音乐治疗学会第十三届学术交流大会论文集，2017.

［24］王金芳. 羽调和徵调对恐惧和悲伤情绪减缓作用的研究［D］. 南京：南京医科大学，2009.

［25］徐乐娉，余瑾，李莉，等. 基于功能性近红外光谱成像技术定制状态音乐干预前额叶功能的低耗散优化机制［J］. 中国医学物理学杂志，2022，39（10）.

［26］徐瑞华. 肿瘤学（第五版）［M］. 北京：人民卫生出版社，2020.

［27］亚里士多德. 政治学［M］. 吴寿彭，译. 北京：商务印书馆，2023.

［28］曾超，王富兰，罗月英，等. 基于ERAS理念的音乐治疗在宫颈癌围术期病人中的应用［J］. 全科护理，2022，20（31）.

［29］张晓敏. 舞台民族民间舞表演中情绪与情感的关系及应用［J］. 明日风尚，2018（12）.

英文

［1］BRADT J, DILEO C, MYERS-COFFMAN K, et al. Music interventions for improving psychological and physical outcomes in people with cancer［J］. The Cochrane database of systematic reviews, 2021, 10（10）.

［2］BRADT J, POTVIN N, KESSLICK A, et al. The impact of music therapy versus music medicine on psychological outcomes and pain in cancer patients: a mixed methods study［J］. Supportive care in cancer, 2015, 23（5）.

［3］BRANCATISANO O, BAIRD A, THOMPSON W F. Why is music therapeutic for neurological disorders? The therapeutic music capacities model［J］. Neuroscience & biobehavioral reviews, 2020, 112.

［4］BUFALINI A. Role of interactive music in oncological pediatric patients undergoing painful procedures［J］. Minerva pediatrica, 2009, 61（4）.

［5］BULFONE T, QUATTRIN R, ZANOTTI R, et al. Effectiveness of music therapy for anxiety reduction in women with breast cancer in chemotherapy treatment [J]. Holistic nursing practice, 2009, 23 (4).

[6] BURNS D S, AZZOUZ F, SLEDGE R, et al. Music imagery for adults with acute leukemia in protective environments: a feasibility study [J]. Supportive care in cancer, 2008, 16 (5).

[7] BURRAI F, MICHELUZZI V, BUGANI V. Effects of live sax music on various physiological parameters, pain level, and mood level in cancer patients: a randomized controlled trial [J]. Holistic nursing practice, 2014, 28 (5).

[8] CALLAN D E, TSYTSAREV V, HANAKAWA T, et al. Song and speech: brain regions involved with perception and covert production [J]. Neuroimage, 2006, 31 (3).

[9] CASEY G. Stress and disease [J]. Nursing New Zealand, 2017, 23 (6).

[10] CASSILETH B R, VICKERS A J, MAGILL L A. Music therapy for mood disturbance during hospitalization for autologous stem cell transplantation: a randomized controlled trial [J]. Cancer, 2003, 98 (12).

[11] CHEN L C, WANG T F, SHIH Y N, et al. Fifteen-minute music intervention reduces pre-radiotherapy anxiety in oncology patients [J]. European journal of oncology nursing, 2013, 17 (4).

[12] DHIPPAYOM T, SAENSOOK T, PROMKHATJA N, et al. Comparative effects of music interventions on depression in older adults: a systematic review and network meta-analysis [J]. E clinical medicine, 2022, 50.

[13] DICKSON G T, SCHUBERT E. How does music aid sleep? Literature review [J]. Sleep medicine, 2019, 63.

[14] DILEO C, BRADT J. Medical music therapy: evidence-based principles and practices [M] //SÖDERBACK I. International handbook of occupational therapy interventions. New York: Springer New York, 2009.

[15] ESTEBAN PELLICER L A, CONDE VILLAR A J, MARTI'NEZ RUBIO J L, et al. Can music decrease anxiety and pain during dental implant surgery? A randomized clinical trial [J]. Journal of oral and maxillofacial surgery, 2023, 81.

[16] FREDENBURG H A, SILVERMAN M J. Effects of cognitive-behavioral music therapy on fatigue in patients in a blood and marrow transplantation unit: a mixed-method pilot study [J]. The Arts in Psychotherapy, 2014, 41 (5).

[17] GEIPEL J, KOENIG J, HILLECKE T K, et al. Short-term music therapy treatment for adolescents with depression: a pilot study [J]. The arts in psychotherapy, 2022, 77.

[18] GRAU-SANCHEZ J, et al. Putting music to trial: consensus on key

methodological challenges investigating music-based rehabilitation [J]. Annals of the New York Academy of, 2022, 1518 (1).

[19] GULNAHAR Y, KUPELI I. Effect of different kinds of music on anxiety during implant surgery in Turkey randomized controlled study [J]. The international journal of oral & maxillofacial implants, 2020, 35.

[20] GUPTA A, AHMED B. Experience of listening to music on patient anxiety during minor oral surgery procedures: a pilot study [J]. British dental journal, 2020, 228 (2).

[21] HOLE J, HIRSCH M, BALL E, et al. Music as an aid for postoperative recovery in adults: a systematic review and meta-analysis [J]. The lancet, 2015, 386 (10004).

[22] HOLZINGER A, MATSCHINGER H, ANGERMEYER M. What to do about depression? Self-help recommendations of the public [J]. International journal of social psychiatry, 2012, 58 (4).

[23] HOWE M, CHANG C H, JOHNSON R E. Understanding affect, stress, and well-being within a self-regulation framework [M] //The role of emotion and emotion regulation in job stress and well-being. Bingley, United Kingdom: Emerald Group Publishing Limited, 2013.

[24] JANG S, KUNDE L. A systematic review of music therapy interventions used to address emotional needs of older adults [J]. The arts in psychotherapy, 2021, 76.

[25] JANTHASILA N, KEERATISIROJ O. Music therapy and aromatherapy on dental anxiety and fear: a randomized controlled trial [J]. Journal of dental sciences, 2023, 18.

[26] JENKINS C. Functional musicianship of music therapy students: entering internships as perceived by internship directors [J]. Music therapy perspectives, 2013, 31 (2).

[27] KENNEDY R. A survey of guitar course offerings in music therapy degree programs [J]. Music therapy perspectives, 2001, 19 (2).

[28] KWEKKEBOOM K L. Music versus distraction for procedural pain and anxiety in patients with cancer [J]. Oncology nursing forum, 2003, 30 (3).

[29] LI X M, YAN H, ZHOU K N, et al. Effects of music therapy on pain among female breast cancer patients after radical mastectomy: results from a randomized controlled trial [J]. Breast cancer research and treatment, 2011, 128 (2).

[30] LI X M, ZHOU K N, YAN H, et al. Effects of music therapy on anxiety of patients with breast cancer after radical mastectomy: a randomized clinical trial

[J]. Journal of advanced nursing, 2012, 68 (5).

[31] MARTINA DE WITTE, ANA DA SILVA PINHO, GEERT-JAN STAMS, et al. Music therapy for stress reduction: a systematic review and meta-analysis [J]. Health psychology review, 2022, 16 (1).

[32] MCEWEN B S, GIANAROS P J. Central role of the brain in stress and adaptation: links to socioeconomic status, health, and disease [J]. Annals of the New York academy of sciences, 2010, 1186 (1).

[33] MELISSA SIN, THOMAS DENNIS. Can music therapy and aromatherapy really reduce dental anxiety and fear? [J]. Evidence-based dentistry, 2023, 24.

[34] MENON V, LEVITIN D J. The rewards of music listening: response and physiological connectivity of the mesolimbic system [J]. Neuroimage, 2005, 28 (1).

[35] MICHEL C H T, TIETZ L, MENDES A T, et al. Effect of music during endodontic treatment on patients' anxiety: a systematic review of randomized clinical trials [J]. Clinical oral investigations, 2023, 27.

[36] MOHAMMAD WAZZAN, MOHAMMED ESTAITIA, SIMA HABRAWI, et al. The effect of music therapy in reducing dental anxiety and lowering physiological stressors [J]. Acta Biomed, 2021, 92 (6).

[37] MORADIAN S, WALSHE C, SHAHIDSALES S, et al. Nevasic audio program for the prevention of chemotherapy induced nausea and vomiting: a feasibility study using a randomized controlled trial design [J]. European journal of oncology nursing, 2015, 19 (3).

[38] MUKHERJEE D, LEVIN R L, HELLER W. The cognitive, emotional, and social sequelae of stroke: psychological and ethical concerns in post-stroke adaptation [J]. Topics in stroke rehabilitation, 2006, 13 (4).

[39] MORADIAN S, WALSHE C, SHAHIDSALES S, et al. Nevasic audio program for the prevention of chemotherapy induced nausea and vomiting: a feasibility study using a randomized controlled trial design [J]. European journal of oncology nursing, 2015, 19 (3).

[40] NAKAMURA K. Auditory spatial discriminatory and mnemonic neurons in rat posterior parietal cortex [J]. Journal of neurophysiology, 1999, 82 (5).

[41] NGUYEN T N, NILSSON S, HELLSTRÖM A L, et al. Music therapy to reduce pain and anxiety in children with cancer undergoing lumbar puncture: a randomized clinical trial [J]. Journal of pediatric oncology nursing, 2010, 27 (3).

[42] PALMER J B, LANE D, MAYO D, et al. Effects of music therapy on anesthesia requirements and anxiety in women undergoing ambulatory breast surgery for cancer diagnosis and treatment: a randomized controlled trial [J]. Journal of clinical

oncology, 2015, 33 (28).

[43] ARAVENA P C, ALMONACID C, MANCILLA M I. Effect of music at 432 Hz and 440 Hz on dental anxiety and salivary cortisol levels in patients undergoing tooth extraction: a randomized clinical trial [J]. Journal of applied oral science, 2020, 28.

[44] ROSCOE J A, MORROW G R, AAPRO M S, et al. Anticipatory nausea and vomiting [J]. Supportive care in cancer, 2011, 19 (10).

[45] ROSENOW S C, SILVERMAN M J. Effects of single session music therapy on hospitalized patients recovering from a bone marrow transplant: two studies [J]. The arts in psychotherapy, 2014, 41 (1).

[46] SOSHENSKY R. Developing a guitar based approach in Nordoff-Robbins music therapy [J]. Music therapy perspectives, 2005, 23 (2).

[47] SUNG H, FERLAY J, SIEGEL R L, et al. Global cancer statistics 2020: GLOBOCAN estimates of incidence and mortality worldwide for 36 cancers in 185 countries [J]. C A: a cancer journal for clinicians, 2021, 71 (3).

[48] TAMPLIN J, BAKER F A, JONES B, et al. "Stroke a Chord": the effect of singing in a community choir on mood and social engagement for people living with aphasia following a stroke [J]. Neuro rehabilitation, 2013, 32 (4).

[49] VACHIRAMON V, SOBANKO J F, RATTANAUMPAWAN P, et al. Music reduces patient anxiety during Mohs surgery: an open-label randomized controlled trial [J]. Dermatologic surgery, 2013, 39 (2).

[50] VAN ASSCHE E, DE BACKER J, VERMOTE R. Music therapy and depression [J]. Tijdschrift voor psychiatrie, 2015, 57 (11).

[51] VAN DER WEIJDEN F N, HUSSAIN A M, TANG L, et al. The effect of playing background music during dental treatment on dental anxiety and physiological parameters: a systematic review and meta-analysis [J]. Psychology of music, 2022, 50 (2).

[52] VUUST P, et al. Music in the brain [J]. Nature reviews neuroscience, 2022, 23 (5).

[53] WANG Y, TANG H, GUO Q, et al. Effects of intravenous patient-controlled sufentanil analgesia and music therapy on pain and hemodynamics after surgery for lung cancer: a randomized parallel study [J]. Journal of alternative and complementary medicine (New York, NY), 2015, 21 (11).

[54] WEISFELD C C, TURNER J A, BOWEN J I, et al. Dealing with anxious patients: an integrative review of the literature on nonpharmaceutical interventions to reduce anxiety in patients undergoing medical or dental procedures

[J]. The journal of alternative and complementary medicine, 2021, 27 (9).

[55] WITTE M D, SPRUIT A, HOOREN S V, et al. Effects of music interventions on stress-related outcomes: a systematic review and two meta-analyses [J]. Health psychology review, 2019, 14 (2).

[56] YATES G J, SILVERMAN M J. Immediate effects of single-session music therapy on affective state in patients on a post-surgical oncology unit: a randomized effectiveness study [J]. The arts in psychotherapy, 2015, 44.

[57] ZHOU K, LI X, LI J, et al. A clinical randomized controlled trial of music therapy and progressive muscle relaxation training in female breast cancer patients after radical mastectomy: results on depression, anxiety and length of hospital stay [J]. European journal of oncology nursing, 2015, 19 (1).